இந்தியாவில்

நோயாளிகளின் உரிமைகள்

மருத்துவர். முகமது காதர் மீரான்

சிவிலியன் வாய்ஸ் பப்ளிஷர்ஸ்

நூல் பெயர்: **இந்தியாவில் நோயாளிகளின் உரிமைகள்**

ஆசிரியர்: மரு. முகமது காதர் மீரான்

உரிமை: ஆசிரியருக்கு

மேம்படுத்தப்பட்ட இரண்டாவது பதிப்பு :
17/02/2022

ISBN : 978-93-5593-444-4

Copyright ROC: L-103219/2021 (Issued on 17/05/2021)

சிவிலியன் வாய்ஸ் பப்ளிஷர்ஸ்,
எண்.B-9, முதல் தளம், ஷாவலஸ் பில்டிங்க்ஸ்,
எண்.166, தம்பு தெரு, சென்னை-600001.
பேச & வாட்ஸ் அப் : 9500933864
வலைத்தளம்: http://civilianvoice.in
மின்னஞ்சல் : civilianvoicepublishers@gmail.com
ஆசிரியர் மின்னஞ்சல்: lightoftrichy@gmx.us
ஆசிரியர் வாட்ஸ் அப்: 8903311852
பக்கங்கள்: 160
விலை: ₹. 290
அச்சு: மணி ஆப்செட், சென்னை-600077.
போன்: 9444409824

Copyright © 2022 Dr.Mohamed Khader Meeran

All rights reserved.

ISBN: 978-93-5593-444-4

All rights reserved. No part of this publication may be reproduced, distributed, or transmitted in any form or by any means, including photocopying, recording, or other electronic or mechanical methods, without the prior written permission of the author, except in the case of brief quotations embodied in critical reviews and certain other non-commercial uses permitted by copyright law.

No efforts have been spared in avoiding errors/omissions or insertions at various stages while publishing this book, however any suggestions for the corrections and improvements are heartly invited. Further it is notified that this publication is being sold on the condition and undertaking that neither the publisher not the author or the printer would be responsible for any loss or damage caused to anybody therefrom.

Publisher

DEDICATION

இந்த புத்தகத்தை எனது ஆசிரியர்

மரு. இந்திரஜித் காண்டேகர்
(Dr.Indrajit Khandekar)

அவர்களுக்கு அர்ப்பணிக்கிறேன்.

(வன்புணர்வால் பாதிக்கப்பட்டவர்களை பரிசோதனை செய்ய பயன்படுத்தப்பட்ட 'இருவிரல் பரிசோதனை முறை' தடை செய்யப்படவும், இந்திய தடயவியல் மருத்துவத்துறையில் பல கொள்கை சீர்திருத்தங்கள் ஏற்படவும் காரணமாக இருந்தவர்)

CONTENTS

முன்னுரை	1
அணிந்துரை	3
ஆசிரியரிடமிருந்து	5
நிற்க	7
ஹிப்போகிரடிக் உறுதிமொழி	10
ஜெனீவா அறிக்கை	14
தகவல் தெரிந்துகொள்ளும் உரிமை	18
மருத்துவப்பதிவு மற்றும் மருத்துவ அறிக்கைகளை பெறும் உரிமை	24
அவசர சிகிச்சைக்கான உரிமை	27
பரிசோதனை மற்றும் அறுவை சிகிச்சைக்கு நோயாளியிடம் ஒப்புகை பெறும் உரிமை	30
ரகசியம் காத்தல், கண்ணியம், தனியுரிமை காத்தலுக்கான உரிமை	33
இரண்டாவது ஆலோசனை பெறுவதற்கான உரிமை	37
கட்டணங்களில் வெளிப்படைத் தன்மைக்கான உரிமை	39
பாகுபாடில்லா சிகிச்சைக்கான உரிமை	43
பாதுகாப்பான மற்றும் தரமான சிகிச்சைக்கான உரிமை	45
மாற்று சிகிச்சை முறையை நாடுவதற்கான உரிமை	48

மருந்து வாங்கும் இடத்தை தேர்வு செய்வதற்கான உரிமை	50
பரிந்துரை மற்றும் இடமாறுதலுக்கான உரிமை	53
மருத்துவ ஆய்வுகளின்போது பாதுகாப்பு பெறும் உரிமை	56
நோயாளியின் விருப்பத்தின்பேரில் வெளியேறும் உரிமை	64
நோயாளியின் ஆரோக்கிய கல்விக்கான உரிமை	68
புகார் தெரிவித்தல் மற்றும் மேல்முறையீட்டிற்கான உரிமை	70
இறந்த நோயாளிகளின் உரிமைகள்	72
மருத்துவ கவனக்குறைவால் மரணம் ஏற்பட்டிருப்பதாக சந்தேகம் ஏற்பட்டால் செய்யவேண்டியவை	75
நோய்களிலிருந்து பாதுகாப்பு பெறும் உரிமை	78
அரசின் காப்பீட்டு திட்டத்தின் மூலம் பயன்பெறும் உரிமை	82
கொரோனா ஊரடங்கு காலத்தில் நோயாளிகளுக்கான உரிமைகள்	92
நோயாளிகளின் உரிமைகளுக்கான மக்கள் இயக்கம்	97
நோயாளிகளின் கடமைகள்	99
நோயாளிகளுக்கான சரிபார்ப்பு பட்டியல்	101
சிறைவாசிகளின் ஆரோக்கிய உரிமைகள்	104

தடுப்பூசி செலுத்திய பின் ஏற்படும் பாதகமான
எதிர்வினைகள் *(AEFI)*   107

References   113

இணைப்புகள்

அறிவிக்கப்பட்ட ஒப்புகை படிவத்திற்கான மாதிரி   125

மருத்துவ அறிக்கைகளை பெறுவதற்கான மாதிரி விண்ணப்பம்   134

நோயாளிகளின் கடமைகள்   136

மருத்துவ கோப்பின் மாதிரி   139

தேசிய தடுப்பூசி அட்டவணை   140

தகவல் பெறும் உரிமைச்சட்ட மாதிரி விண்ணப்பம்   143

புகார் தெரிவிக்கவேண்டிய முகவரிகள்   145

முன்னுரை

திரு.முகமது காதர் மீரான் அவர்கள் சமூக அக்கரை உள்ள இளம் மருத்துவர்.

அவர் மிகச் சாதாரண குடும்பத்தைச் சேர்ந்தவர். அவரது தந்தை, திருச்சியில் அரசு போக்குவரத்து கழகத்தில் இப்பொழுதும் நடத்துநராக பணிபுரிபவர்.

நமது இளம் மருத்துவர், நாக்பூரிலிருந்து 70 கி.மீ தூரத்தில் உள்ள சேவாகிராமத்தில் உள்ள மகாத்மா காந்தி மருத்துவக் கல்லூரியில் மருத்துவம்(MBBS) படித்தார். நேருவின் மந்திரி சபையில் சுகாதாரத்துறை மந்திரியாக இருந்த காந்தியவாதியான திருமிகு சுசீலா நாயர் அவர்கள் இக்கல்லூரியை நிர்மாணித்தார். இது சுதந்திர இந்தியாவின் முதல் கிராமப்புற மருத்துவக்கல்லூரியாகும். அக்கல்லூரியில் பயிலும் மாணவர்கள், அக்கல்லூரியை சுற்றியுள்ள கிராமங்களில் படிக்கும்போதே மருத்துவ சேவை செய்தலும், காதி ஆடைகள் அணிதலும் வேண்டும். மேலும், மாணவர்கள் கூட்டு பிரார்த்தனையிலும் கலந்துகொள்ளவேண்டும்.

மருத்துவத் தொழில் புனிதத்தை இழந்துவிட்டது என்றும், மருத்துவம் கார்ப்பரேட்டுகளின் கைக்கு போய்விட்டது என்றும் இப்புத்தகத்தில் பதிவு செய்கிறார். இந்த சூழலில், அரசு மருத்துவமனைகளை பலப்படுத்தவேண்டும் என்கிறார்.

குறிப்பாக தனியார் மருத்துவமனைகளுக்கு மருத்துவம் நாடி செல்லும் நோயாளிகளுக்காகவே இந்த புத்தகம் எழுதப்பட்டுள்ளது. இந்த நோயாளிகளின் பல்வேறு உரிமைகள் (பல தகவல்களை தெரிந்து கொள்ளும் உரிமை உட்பட) பற்றிய விவரங்களை மிக எளிமையாக எவரும் புரிந்து கொள்ளும் வகையில் இந்த புத்தகம் படைக்கப்பட்டுள்ளது. அநேகமாக, இது போன்ற புத்தகம் ஏதும் இதுவரை வெளியிடப்படவில்லை என கருதுகிறேன்.

இப்புத்தகம் தனியார் மருத்துவமனைகளுக்கு மருத்தும்நாடி செல்பவர்களுக்கு - குறிப்பாக ஏழை மற்றும் நடுத்தர பிரிவினருக்கு- மிகுந்த பயனுள்ளதாக இருக்கும் என்பதில் ஐயம் ஏதும் இல்லை.

- திரு. அரிபரந்தாமன்
நீதிபதி (ஓய்வு), சென்னை உயர்நீதிமன்றம்

அணிந்துரை

நமது கைகளில் தவழும் "இந்தியாவில் நோயாளிகளின் உரிமைகள்" எனும் இப்புத்தக ஆசிரியர் மருத்துவர் திரு.முகமது காதர் மீரான் அவர்களுக்கு, எளிய தமிழில் அனைவருக்கும் அவசியமான இப்புத்தகத்தை கொடுத்ததற்கு நன்றியும் வாழ்த்துக்களும்.

நீட்தேர்வு தொடர்பான பொது நல வழக்கிற்காக நண்பர் வழக்கறிஞர் திரு.கமருதீன் நூலாசிரியரை எனக்கு அறிமுகப்படுத்தினார். இனிய நண்பர் முகமது காதர் மீரான் சொல்லுக்கும் செயலுக்கும் வேறுபாடு இல்லாதவர். ஏழை எளியவர்களுக்கும் தரமான மருத்துவ வசதி கிடைக்க வேண்டும் என்ற எண்ணமுடையவர்.

நல்ல நோக்கங்களுக்காக தகவல் அறியும் உரிமைச் சட்டத்தை எவ்வாறு பயன்படுத்த வேண்டும் என்ற நுட்பங்களை அறிந்தவர். நூலாசிரியர் சென்னை உயர்நீதிமன்றத்தில் தொடர்ந்த வழக்கால் தான் தமிழகத்தில் ஆன்லைன் தகவல் அறியும் உரிமை சட்டம் நடைமுறையானது.

நோயாளிகளுக்கான உரிமைகள் மட்டுமின்றி இறந்த நோயாளிகளின் உரிமைகள் யாவை, என்பதையும் எளிய சட்டம் வழக்குகள் மற்றும் சட்டப்பரிவுகள் மூலம் கூறும் நூலாசிரியர் நோயாளிகளின் கடமைகளையும் இப்புத்தகத்தில் குறிப்பிடத் தவறவில்லை.

தனது உரிமைகளை காக்க நோயாளிகள் எவ்வாறு புகார் தெரிவிப்பது மற்றும் மேல்முறையீட்டிற்கான வழிமுறைகளையும் குறிப்பிட்டுள்ளார். மேலும் கொரோனா ஊரடங்கு காலத்தில் தேசிய மனித உரிமைகள் ஆணையம்

பிறப்பித்த நோயாளிகளின் உரிமைகளை இந்த இரண்டாம் பதிப்பில் இணைத்துள்ளார். கூடுதல் தகவல் தேவைப்படுவர்களுக்காக, இணைப்புகளையும் (References) கொடுத்துள்ளார்.

தனது மருத்துவ பணிகளுக்கிடையே இதைப்போன்ற சமூக அக்கறையுடன் கூடிய அனைவருக்கும் பயன்படக் கூடிய பல புத்தகங்களை எழுதிட விழைகிறேன். குறைந்த விலையில் உள்ள இப்புத்தகமானது படிப்போர் அனைவருக்கும் எளிய தமிழில் பயனுள்ள தகவல்களை நல்கும் என்பதில் சந்தேகமில்லை.

இளம் மருத்துவரின் சமூக ஆசிரியப்பணி சிறக்க வாழ்த்துக்கள்.

- முனைவர். *R.அழகுமணி M.L, Ph.D (Law)*
வழக்கறிஞர் - மதுரை உயர்நீதிமன்றம்

ஆசிரியரிடமிருந்து......

'நோயற்ற வாழ்வே குறைவற்ற செல்வம்' என்பார்கள். இன்றைய யதார்த்த நிலையில் இது கைகளுக்கு எட்டாத கற்பனையாகவே உள்ளது. புதுவிதமான நோய்களும், புதுப்புது பெயர்களில் மருத்துவமனைகளும் ஆங்காங்கே முளைத்தவாறு உள்ளன. 1980களில் நாட்டின் ஒட்டுமொத்த மருத்துவ தேவைகளையும் பூர்த்தி செய்த அரசு மருத்துவமனைகள், இன்று தனியார் மருத்துவமனைகளுக்கு வழிவிட்டு ஒதுங்கி நிற்கின்றன.

தேசிய சுகாதார ஆணையத்தின் (National health Authority)இன் ஆண்டறிக்கை (2018-19), பிரதமமந்திரியின் மக்களுக்கான சுகாதாரத் திட்டத்தின் (PM-JAY) கீழ் மருத்துவ காப்பீட்டு Claimகளில், 60% தனியார் மருத்துவமனைகளுக்கு சென்றுள்ளதாக குறிப்பிடப்பட்டுள்ளது. அரசு மருத்துவ கட்டமைப்புகளை மேம்படுத்தவும் அரசின் சுகாதாரத் திட்டங்களை நடத்தவும் ஏற்படுத்தப்பட்டுள்ள National health Mission ற்கு கடந்த மூன்று ஆண்டுகளாகவே பட்ஜெட்டில் நிதிஒதுக்கீடு குறைக்கப்பட்டு வருவதை பல நாளிதழ் செய்திகளும் உறுதிப்படுத்தியுள்ளன. அரசு மருத்துவத்துறையின் உள்கட்டமைப்பை மேம்படுத்தவும், மக்களுக்கு இலவச மருத்துவம் வழங்கவும் கடமைப்பட்டுள்ள அரசாங்கம், காப்பீட்டு நிறுவனத்திற்கு பணம் செலுத்தினாலே தன் கடமை முடிந்தது என்று எண்ணக்கூடிய நிலை வந்துவிட்டது. தனியார் மருத்துவமனைகளை நோக்கி அரசே மக்களை தள்ளும்போது, தரமான மருத்துவம் கிடைக்கும் என நம்பி அங்கு செல்லும் நோயாளிகள் பல நேரங்களில், அதிக கட்டணம் வசூலிக்கப்படுவதாலும், கட்டணத்திற்கேற்ற தரமான சிகிச்சை கிடைக்காததாலும், போலி மருத்துவர்களிடம் சிக்கிக்கொண்டு பாதிப்பிற்குள்ளாவது மறுக்க முடியாதது. இத்தகைய இன்னல்களுக்கு, இதுதான் காரணம் என்று வரையறுத்துக்கூற முடியாது. இவை அனைத்திற்கும் மருத்துவர்கள் தான் காரணம் என்று ஒட்டுமொத்தமாக

அவர்களை குறை சொல்வதும் தவறு.

இந்த இன்னல்களுக்கு மத்திய மற்றும் மாநில அரசுகள், கார்பரேட் நிறுவனங்கள், பொருளாதாரம் மற்றும் மருத்துவக்கல்வியில் எடுக்கப்பட்ட தவறான கொள்கைகள் என பல விஷயங்களும் காரணம். பல இடங்களில் மருத்துவர்களும், மருத்துவ சங்கங்களும் தவறுகளுக்கு துணை போவதை மறுக்கவும் முடியாது. இவை அனைத்தையும் நம்மால் சரிசெய்ய முடியாது. எனினும் தனியார் மருத்துவமனைகளுக்கு மருத்துவம் நாடி செல்லும்போது குறைந்தபட்சம் நோயாளியாக நமது உரிமைகள் என்னென்ன என்பதையாவது தெரிந்து வைத்துக்கொள்வது வீண் சிக்கல்களில் மாட்டாமல் நம்மை தற்காத்துக்கொள்ள உதவும். மருத்துவமனைகளுக்கு செல்லும் நோயாளிகளுக்கு சட்ட ரீதியாக உள்ள உரிமைகள் என்னென்ன என்று விளக்கும் நோக்கத்தில் எழுதப்பட்டதுதான் இந்த நூல்.

இந்த நூல் உருவாக உதவிய என் பெற்றோர்களுக்கும், *Mahatma Gandhi Institute of Medical Sciences (MGIMS)* மருத்துவ கல்லூரியின் *Dean* திரு. நிதின் கன்கனே அவர்களுக்கும், எனது ஆசிரியர்களுக்கும், நண்பர்களுக்கும் மிகுந்த நன்றியை தெரிவித்துக் கொள்கிறேன். இந்த நூலிற்கு முன்னுரை மற்றும் அணிந்துரை எழுதித் தருமாறு நான் கேட்ட உடனேயே சம்மதித்த (ஓய்வுபெற்ற) சென்னை உயர்நீதிமன்ற நீதியரசர் அரிபரந்தாமன் அவர்களுக்கும், சென்னை உயர்நீதிமன்ற வழக்கறிஞர் அழகுமணி அவர்களுக்கும் எனது நன்றிகள்.

இந்நூலில் எழுத்துப் பிழைகளோ கருத்துப் பிழைகளோ இருந்தால் தெரியப்படுத்தவும். இந்நூலை மேம்படுத்த ஆலோசனைகள் ஏதேனுமிருந்தாலும் தெரியப்படுத்துங்கள். அடுத்த பதிப்பில் திருத்திக் கொள்கிறோம்.

-மருத்துவர். முகமது காதர் மீரான்,
வலைப்பூ : *www.mdkhader.in*
ட்விட்டர் : *http://twitter.com/Lightoftrichy*

நிற்க

இப்புத்தகத்தில் உபயோகிக்கப்படும் வார்த்தைகள், சுருக்கங்கள் ஆகியவை இப்பக்கத்தில் இடம்பெற்றுள்ளன.

நோயாளி – நோயாளி (Patient) என்ற வார்த்தை உபயோகிக்கப்பட்டுள்ள இடங்கள் அனைத்திலும் நோயாளியுடன் அவரது கவனிப்பாளர் (Caretaker) / உடன் இருப்பவருக்கும் (attender) சேர்த்து பயன்படுத்தப்பட்டுள்ளது.

MCI - அகில இந்திய மருத்துவ கவுன்சில் (Medical Council of India)

Clinical Establishments (Registration & Regulation) Act, 2010 – மருத்துவ நிறுவனங்கள் (பதிவுகள் மற்றும் ஒழுங்குமுறை) சட்டம், 2010

Clinical Establishments Authority (National) – மருத்துவ நிறுவனங்களை ஒழுங்கு முறைப்படுத்த, மருத்துவ நிறுவனங்கள் சட்டத்தின்படி தேசிய அளவில் ஏற்படுத்தப்பட்டுள்ள அமைப்பு

Clinical Establishments Authority (State) – மருத்துவ நிறுவனங்களை ஒழுங்குமுறைப்படுத்த, மருத்துவ நிறுவனங்கள் சட்டத்தின்படி மாநில அளவில் ஏற்படுத்தப்பட்டுள்ள அமைப்பு

CPA 1986 – நுகர்வோர் பாதுகாப்பு சட்டம் (Consumer Protection Act 1986)

1986ம் ஆண்டின் நுகர்வோர் பாதுகாப்பு சட்டம் ரத்து

செய்யப்பட்டு, புதிய சட்டம் 2019 ம் ஆண்டில் நாடாளுமன்றத்தால் நிறைவேற்றப்பட்டு நடைமுறைக்கு வந்துள்ளது. எனினும் நீதிமன்றத் தீர்ப்புகள் பெரும்பாலும் 1986 ஆம் ஆண்டுச் சட்டத்தின்படியே தற்போது வரை கிடைக்கப்பெற்றுள்ளது.

CPA 2019 – நுகர்வோர் பாதுகாப்பு சட்டம் (Consumer Protection Act 2019)

MCI Ethics Regulations*: அகில இந்திய மருத்துவ கவுன்சில் தொழில்முறை நடத்தை, இங்கிதம் மற்றும் அறநெறியியல் (2002 ம் ஆண்டு) ஒழுங்குமுறைகள். Medical Council of India. Professional Conduct, etiquette & Ethics (2002) regulations

NMC – தேசிய மருத்துவ ஆணையம் (National Medical Commission)

குறிப்பு : செப்டம்பர் 25, 2020 அன்று தேசிய மருத்துவ கவுன்சில் (Medical Council Of India) கலைக்கப்பட்டு, தேசிய மருத்துவ ஆணையம் (National Medical Commission) அதற்கு பதிலாக ஏற்படுத்தப்பட்டுள்ளது. ஆனாலும், முந்தைய MCI Ethics Regulations இல் எவ்வித மாற்றமும் செய்யப்படாமல் தொடர்கிறது.

*அகில இந்திய மருத்துவ கவுன்சில் கலைக்கப்பட்டு, தேசிய மருத்துவ ஆணையம் அமைக்கப்பட்ட பிறகு ; முந்தைய மருத்துவ கவுன்சிலின் நெறிமுறைகள் (Regulations) ஒவ்வொன்றாக திருத்தப்பட்டு வருகின்றன. இந்த புத்தகத்தில் பல இடங்களில் குறிப்படப்பட்டுள்ள MCI Ethics regulations-ம் சில மாதங்களில் புதிய நெறிமுறைகளின் மூலம் மாற்றம் செய்யப்படும். கீழே குறிப்பிடப்பட்டுள்ள GOOGLE FORM இல் தங்கள் மின்னஞ்சலை பதிவு செய்வதன் மூலம், மாற்றம்

செய்யப்படும் நெறிமுறைகள் மற்றும் சட்டங்கள் தொடர்பான தகவல்களை தங்களது மின்னஞ்சல் முகவரிக்கு நேரடியாக பெறலாம்.

Google Form Links

1. https://forms.gle/xutn7RLAhnk22Tuz7

2. https://tinyurl.com/ptrsubscribe

மேல் குறிப்பிட்ட QR code ஐ Scan செய்வதன் மூலமாகவும் Google form ஐ இயக்கி தங்கள் மின்னஞ்சலை பதிவு செய்யலாம்.

ஹிப்போகிரடிக் உறுதிமொழி
(HIPPOCRATIC OATH)

மருத்துவத்திற்கான தெய்வம் அப்போலோ, ஆரோக்கியத்திற்கான தெய்வம் அங்குளாயியல், யாவற்றையும் குணப்படுத்தும் தெய்வங்கள், தேவதைகள் ஆகியோர் மீது ஆணையிட்டு எனது ஆற்றல், மதிப்பீடு ஆகியவற்றுக்கு ஒப்ப இந்த ஹிப்போகிரேட்டிக் உறுதிமொழியையும், ஒப்பந்தத்தையும் காப்பேன் என்று உறுதி கூறுகிறேன்.

இத்தகைய கலையை எனக்கு கற்றுத்தந்த ஆசிரியரை எனது பெற்றோராகவே எண்ணுகிறேன். என்னுடைய அனைத்தையும் அவரோடு பகிர்ந்துகொள்ளவும், அவரது தேவைகளை பூர்த்தி செய்யவும், அவரது குழந்தைகளை எனது உடன்பிறந்தவர்களாகவே எண்ணவும், அவர்கள் விரும்பினால் இக்கலையை அவர்களுக்கு எந்த ஊதியமோ, ஒப்பந்தமோ இல்லாமல் போதனைகள் மூலமாகவும், சொற்பொழிவுகள் மூலமாகவும் மற்றும்

எல்லாவகையிலும் இயன்றவரை கற்றுக் கொடுப்பேன் என்றும் உறுதி கூறுகிறேன்.

எனது மகன்களுக்கும், எனது ஆசிரியரின் மகன்களுக்கும், மருத்துவ சட்டத்துக்குட்பட்ட ஒப்பந்தங்களுக்கும், உறுதிமொழிகளுக்கும், கட்டுப்பட்டு நடந்துகொள்ள சம்மதிக்கும் நபர்களுக்கும் மட்டுமே இக்கலையை கற்றுக்கொடுப்பேன் என்றும், இவர்கள் தவிர யாருக்கும் கற்றுக்கொடுக்க மாட்டேன் என்றும் உறுதி கூறுகிறேன்.

என்னிடம் வரும் நோயாளிகளுக்கு, என் திறமைக்கும் மதிப்பீட்டிற்கும் ஏற்ற வகையில் எது நன்மை என்று உணர்கிறேனோ, அந்த அமைப்பு முறையையே பின்பற்றுவேன். அவர்களது நலனுக்கு கேடாகி, தீங்கு விளைவிக்கும் எதையும் செய்யமாட்டேன் என்றும் உறுதி கூறுகிறேன்.

அவர்களாகக் கேட்டாலும் கூட, மரணம் ஏற்படுத்தும் மருந்துகளைக் கொடுக்கவோ அதுகுறித்து ஆலோசனைகளைத் தரவோ மாட்டேன். அத்துடன் குறைப்பிரசவம் ஏற்படும் மருந்துகளை ஒரு பெண்ணிற்கு தரமாட்டேன் என்றும் உறுதி கூறுகிறேன்.

தூய்மையான வாழ்க்கை மேற்கொண்டு இக்கலையைத் தொழிலாக நடந்தி வருவேன் என்று உறுதி கூறுகிறேன்.

பாறைகளுக்கடியில் சிக்கிக்கொண்ட மனிதர்களை வெட்டி எடுக்கும் பணியை அதற்காக பயிற்சி பெற்றவர்களிடம் விட்டுவிடுவேனேயன்றி நான் செய்ய மாட்டேன் என்றும் உறுதி கூறுகிறேன்.

எந்த வீட்டினுள் நுழைந்தாலும் அங்கு இருக்கும் நோயுற்றவரின் நன்மைக்காக மட்டுமே பாடுபடுவேனேயன்றி, நானாக முன்வந்து, தீங்கிழைக்கவோ, கைக்கூலி பெற்று அவருக்கு அவருடைய நலனுக்கு கேடான

செயல்களை செய்யவோ மாட்டேன். மேலும் பெண்களையோ, ஆண்களையோ அவர்கள் சுதந்திரமானவர்களாக இருந்தாலும் இல்லாவிட்டாலும், அவர்களை நெறிதவறிய செயல்களில் ஈடுபடுத்த மாட்டேன் என்றும் உறுதி கூறுகிறேன்.

மனிதர்களின் வாழ்வில் வெளியே சொல்லக்கூடாத, இயலாத பல விஷயங்களை நான் பார்க்கவும், கேட்கவும் நேரிடுகிறது; அவற்றை ரகசியமாக பாதுகாப்பேன் என்றும் நம்பிக்கையை அளிக்கும் வகையில் உறுதி கூறுகிறேன்.

இந்த உறுதிமொழியை மீறாமல் நான் நடந்துகொள்ளும் வரை எல்லா மனிதர்களாலும், எல்லா நேரங்களிலும் மரியாதைக்குரிய வகையில் நடத்தப்பட்டு, என்வாழ்வை அனுபவித்து, இந்த தொழிலை சிறப்புற செய்வேன் எனவும், இந்த உறுதிமொழியை மதிக்காமல், அத்துமீறி நான் நடந்துகொண்டால் மேற்சொன்ன சிறப்புகளுக்கு எதிர்மறையானவை, எனக்கு நடக்கக்கடவது.

ஹிப்போகிரடிக் உறுதிமொழி மருத்துவத் தொழிலுக்கு தம்மை பதிவு செய்பவர் எடுத்துக்கொள்ளும் உறுதிமொழியாகும். கிரேக்க தத்துவஞானி ஹிப்போகிரடிஸ் உருவாக்கிய இந்த உறுதிமொழி அக்கால நடைமுறைக்கு ஏற்ப, அப்போதிருந்த பழக்கவழக்கங்களுக்கு ஏற்ப உருவாக்கப்பட்டது.

இதனையொட்டி, இப்போதைய காலநிலைக்கு ஏற்ப உருவாக்கப்பட்டதே ஜெனீவா அறிக்கை.

இந்தியாவில் நோயாளிகளின் உரிமைகள்

Oath of Hippocrates

I SWEAR by Apollo the Physician, and Aesculapius, and Hygeia, and Panacea, and all the gods and all the goddesses—and I make them my judges—that this mine oath and this my written engagement I will fulfil so far as power and discernment shall be mine.

HIM who taught me this art I will esteem even as I do my Parents; he shall partake of my livelihood and, if in want, shall share my goods. I will regard his issue as my brothers, and will teach them this art without fee or written engagement if they shall wish to learn it.

I WILL give instruction by precept, by discourse, and in all other ways, to my own sons, to those of him who taught me, to disciples bound by written engagement and sworn according to medical law, and to no other person.

SO FAR as power and discernment shall be mine, I will carry out regimen for the benefit of the sick, and will keep them from harm and wrong. To none will I give a deadly drug, even if solicited, nor offer counsel to such an end; likewise to no woman will I give a destructive suppository; but guiltless and hallowed will I keep my life and mine art. I will cut no one whatever for the stone, but will give way to those who work at this practice.

INTO whatsoever houses I shall enter I will go for the benefit of the sick, holding aloof from all voluntary wrong and corruption, including venereal acts upon the bodies of females and males whether free or slaves. Whatsoever in my practice or not in my practice I shall see or hear, amid the lives of men, which ought not to be noised abroad—as to this I will keep silence, holding such things unfitting to be spoken.

AND NOW if I shall fulfil this oath and break it not, may the fruits of life and of art be mine, may I be honored of all men for all time; the opposite, if I shall transgress and be forsworn.

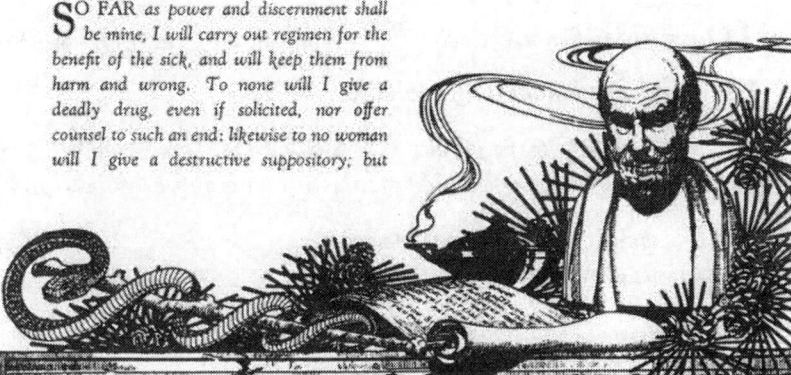

ஜெனீவா அறிக்கை

(*2017ம் ஆண்டு சிகாகோ நகரில் திருத்தியமைக்கப்பட்டது*)

மருத்துவத்தொழிலில் ஒரு உறுப்பினராக சேர்த்துக்கொள்ளப்படுகையில்...

1. மனித இனத்தின் சேவைக்காக என் வாழ்வை அர்ப்பணித்துக் கொள்வேன் என உளமார உறுதியளிக்கிறேன்.

2. எனது நோயாளிகளின் நலனே எனக்கு முதன்மையானது.

3. என் நோயாளியின் சுயாட்சி மற்றும் கண்ணியத்தை நான் மதிக்கிறேன்.

4. நான் மனித உயிரின் மீது, மிகுந்த மரியாதையை வைத்திருப்பேன்.

5. எனது நோயாளிகளுக்கும், அவர்களுக்கு நான் ஆற்ற வேண்டிய கடமைகளுக்கும் இடையே வயது, நோய் அல்லது இயலாமை, மதம், இன தோற்றம், பாலினம், தேசியம்,

அரசியல் தொடர்பு, இனம், பாலியல் நோக்குநிலை, சமூக அந்தஸ்து போன்றவை குறுக்கிட அனுமதிக்க மாட்டேன்.

6. என்னை நம்பி சொல்லப்பட்ட ரகசியங்களுக்குரிய மரியாதையை அளித்து, நோயாளிகளின் மரணத்திற்கு பின்னரும் கூட அந்த ரகசியங்களை பாதுகாப்பேன்.

7. நான் எனது மருத்துவத்தொழிலை மனசாட்சியுடனும் கண்ணியத்துடனும் மருத்துவ அறநெறிமுறைகளுக்கு ஏற்பவும் பயிற்சி செய்வேன்.

8. எனது கட்டுப்பாட்டிற்கும், அதிகாரத்தின் வரம்பிற்கும் உட்பட்டு, மேன்மையான பாரம்பரியமிக்க மருத்துவத் தொழிலின் பெருமைகளை பாதுகாப்பேன்.

9. என் ஆசிரியர்களுக்கும், சகாக்களுக்கும், மாணவர்களுக்கும் உரிய மரியாதைகளையும், நன்றியையும் கட்டுவேன்.

10. நோயாளியின் நலனுக்காகவும், சுகாதார மேம்பாட்டிற்காகவும் எனது மருத்துவ அறிவைப் பகிர்ந்து கொள்வேன்.

11. எனது மருத்துவ சேவையின் தரத்தை உயர்வாக பராமரிப்பதற்காக எனது சொந்த உடல்நலம், நல்வாழ்வு மற்றும் திறன்களின் மீது நான் கவனம் செலுத்துவேன்.

12. கரு உருவாகும் காலம் தொட்டு, மனித வாழ்விற்கு மிக உயர்ந்த மரியாதை தந்து அதைக் காப்பாற்றுவேன். பயமுறுத்தலுக்கு ஆளாகும் சூழலிலும் கூட மனித நேய சட்டங்களுக்குப் புறம்பாக எனது மருத்துவ அறிவை பயன்படுத்த மாட்டேன்.

13. என் கண்ணியத்தின் மீது ஆணையாக மேற்சொன்ன உறுதிமொழிகளைச் சுதந்திரமாக, உள்ளார்ந்த உணர்வுகளோடு எடுத்துக் கொள்கிறேன்.

The Physician's Pledge

AS A MEMBER OF THE MEDICAL PROFESSION:

I SOLEMNLY PLEDGE to dedicate my life to the service of humanity;

THE HEALTH AND WELL-BEING OF MY PATIENT will be my first consideration;

I WILL RESPECT the autonomy and dignity of my patient;

I WILL MAINTAIN the utmost respect for human life;

I WILL NOT PERMIT considerations of age, disease or disability, creed, ethnic origin, gender, nationality, political affiliation, race, sexual orientation, social standing or any other factor to intervene between my duty and my patient;

I WILL RESPECT the secrets that are confided in me, even after the patient has died;

I WILL PRACTISE my profession with conscience and dignity and in accordance with good medical practice;

I WILL FOSTER the honour and noble traditions of the medical profession;

I WILL GIVE to my teachers, colleagues, and students the respect and gratitude that is their due;

I WILL SHARE my medical knowledge for the benefit of the patient and the advancement of healthcare;

I WILL ATTEND TO my own health, well-being, and abilities in order to provide care of the highest standard;

I WILL NOT USE my medical knowledge to violate human rights and civil liberties, even under threat;

I MAKE THESE PROMISES solemnly, freely, and upon my honour.

WMA Declaration of Geneva was adopted by the 2nd General Assembly of the World Medical Association, Geneva, Switzerland, September 1948. *Available from: https://www.wma.net/policies-post/wma-declaration-of-geneva/*

1948ஆம் ஆண்டிலிருந்து தொடர்ந்து திருத்தப்பட்டு வந்துள்ள இந்த உறுதிமொழியின், பரிமாணங்களை அலைபேசியில் நேரடியாக வாசிக்க QR Code ஐ scan செய்யவும்

தகவல் தெரிந்துகொள்ளும் உரிமை

மருத்துவத்துறை சார்ந்த அறிவு இல்லாத ஒரு நபர் மருத்துவமனைக்குச் செல்லும் போது, அவருக்கு ஏற்படும் மிகப்பெரிய சிரமங்களில் ஒன்று நோயின் நிலை *(Disease Status)*, மற்றும் சிகிச்சையைப் *(Treatment)* புரிந்துகொள்வது ஆகும். இது அடிக்கடி தேவையற்ற பதட்டத்தை ஏற்படுத்துகிறது. மேலும் மருத்துவர் மற்றும் நோயாளி, அல்லது அவரது உறவினர்களுக்கு இடையே அவநம்பிக்கைக்கையை ஏற்படுத்தக்கூடும். மேலும், சிகிச்சைக்கான செலவுகள் தொடர்பான தெளிவின்மையானது; ஆங்கிலத்தில் *Catastrophic Health expenditure* என்று சொல்லப்படும், எதிர்பாராத மற்றும் திட்டமிடப்படாத பேரழிவு தரும் சுகாதார செலவிற்கு வழிவகுக்கும்.

மருத்துவத்திற்காக சொந்த பணத்தை மக்கள் செலவு

செய்யும் (Out of pocket health expenditure) நாடுகளின் பட்டியலில் இந்தியாவும் முக்கிய இடத்தை வகிக்கிறது. இத்தகைய எதிர்பாராத மருத்துவ செலவுகள் பல குடும்பங்களை கடனிலும், வறுமை கோட்டிற்கு கீழும் தள்ளுகின்றன. எனவே, மருத்துவத்துறையை நாடும் ஒவ்வொருவரும் பின்வரும் உரிமைகளைப் பற்றி அறிந்து வைத்தலும் அதனை உரிய வகைகளில் பயன்படுத்துதலும் அவர்களின் சிகிச்சை குறித்த முடிவுகளை எடுக்க மிகவும் உதவிகரமாக இருக்கும்.

ஒவ்வொரு நோயாளிக்கும் தனக்கு ஏற்பட்டுள்ள உடல்நலக்குறைவு (அல்லது) நோய் தொடர்பான முழுமையான தகவல் தெரிந்துகொள்ளும் உரிமை உள்ளது. இந்த உரிமையில் தொந்தரவு/நோய் வந்ததற்கான காரணம் (Cause of disease), நோயின் தன்மை, நோயறிதல் (Diagnosis), பரிந்துரைக்கப்பட்டுள்ள மருத்துவ சோதனைகள், நோய்க்கான மேலாண்மை/ சிகிச்சை (Management/ Treatment) முறை மற்றும் அதன் பின்விளைவுகள் (side effects), சிக்கல்கள் (Complications) ஆகியவை அடங்கும். மேற்கூறியுள்ள தகவல்களை ஒவ்வொரு நோயாளிக்கும் அவர் புரிந்துகொள்ளும் விதத்தில் விளக்குவது, சிகிச்சை அளிக்கும் மருத்துவரின் கடமையாகும். மருத்துவர் இதனை நேரடியாகவோ அல்லது தேர்ந்த உதவியாளர் மூலமாகவோ தெரிவிக்கலாம்.

அதேபோல் நோயாளிக்கு அவரது சிகிச்சைக்கு ஆகும் மொத்த செலவு எவ்வளவு என்று தெரிந்துகொள்ள முழு உரிமை உள்ளது. இதனை மருத்துவமனை நிர்வாகம் எழுத்துப்பூர்வமாக நோயாளிக்கு தெரிவிக்க வேண்டும். இதுதவிர நோயாளியின் உடல்நிலையில் ஏற்படும் மாற்றத்தை பொறுத்து, மேற்கொண்டு கூடுதலாக ஏதேனும் கட்டணம் செலுத்தவேண்டிய நிலை ஏற்படுமானால், அதுகுறித்த விபரங்களையும் எழுத்துப்பூர்வமாக தெரிவிக்க வேண்டும். இவற்றை ஆதாரப்பூர்வமாகவும், எழுத்துப்பூர்வமாகவும் தெரிந்துகொள்ள ஒவ்வொரு நோயாளிக்கும் முழு உரிமை உண்டு.

சிகிச்சை முடிந்தவுடன் வகைப்படுத்தப்பட்ட இரசீதை (Itemized Bill) பெறவும், அதில் ஏதேனும்

குறைபாடுகள்/சந்தேகங்கள் இருந்தால் அதை மருத்துவமனை நிர்வாகத்துடன் கலந்தாலோசித்து நிவர்த்தி செய்யவும் நோயாளிக்கு உரிமை உள்ளது. கூடுதல் கட்டணம் எதையும் தனியாக செலுத்தி இருந்தால் அதற்குரிய இரசீது பெறுவதற்கும், கட்டணம் விதிக்கப்பட்டதில் குறைபாடுகள்/சந்தேகங்கள் இருப்பின் அவற்றை நிவர்த்தி செய்துகொள்ளவும் நோயாளிக்கு உரிமை உள்ளது. சிகிச்சை கட்டணத்தை பணமாகவோ, காசோலையாகவோ, காப்பீட்டு நிறுவனம் மூலமாகவோ அல்லது வேறு எந்த முறையில் செலுத்தியிருந்தாலும் நோயாளிக்கு தகவல் தெரிந்துகொள்ளும் உரிமை வழங்கப்பட வேண்டும். சிகிச்சைக்கு கட்டணம் காப்பீட்டு நிறுவனத்தால் செலுத்தப்பட்டது என்ற காரணத்திற்காக இவ்வுரிமை மறுக்கப்படக் கூடாது.

இதில் கவனிக்கத்தக்க வேண்டிய விஷயம் என்னவென்றால், சிகிச்சை கட்டணம் குறித்த தகவல்களை தெரிந்துகொள்ள நோயாளியை கவனிப்பவருக்கும் *(care-taker)* உரிமை உள்ளது. ஆனால் நோயாளியின் நோய்க்குண்டான காரணிகள் *(causes)*, நோயின் தன்மை, நோயறிதல் *(Diagnosis)*, உள்ளிட்ட தகவல்களை தெரிந்துகொள்ள நோயாளிக்கு மட்டுமே உரிமை உள்ளது.

அதாவது ஒரு நோயாளி, தனக்கு ஏற்பட்டிருக்கும் **நோய் குறித்த தகவல்களை தனது குடும்பத்தினர் உட்பட வேறு எவருடனும் பகிர்ந்துகொள்ளாமல் இருக்குமாறு மருத்துவருக்கு வேண்டுகோள் விடுக்க உரிமை உள்ளது.**

அதற்கு,

1. நோயாளி பதினெட்டு வயதிற்கு மேற்பட்டவராகவும்,

2. நூறு சதவீதம் சரியான மனநிலையில் உள்ளவராகவும் (மனநல பாதிப்பு இல்லாதவராகவும்),

3. தன்னை சுயமாக கவனித்துக் கொள்ளும் நிலையிலும்,

4. பிறருக்கு பரவக்கூடிய தொற்று நோயால்

பாதிக்கப்படாமலும் இருக்க வேண்டும்.

இத்தகைய வேண்டுகோளின் பேரில் அவரது நோய் குறித்த விவரங்களை, (சூழ்நிலையை பொறுத்து) நோயாளியின் குடும்பத்தினருக்கோ, உறவினர்களுக்கோ தெரிவிக்காமல் இருக்க, மருத்துவருக்கு உரிமை உள்ளது.

தனக்கு சிகிச்சை அளிக்கும் மருத்துவர் மற்றும் மருத்துவ பணியாளர்களின் அடையாளம் (Identity), கல்வித் தகுதி (Professional Status) ஆகியவற்றை தெரிந்துகொள்ள நோயாளிக்கு முழு உரிமை உள்ளது. அதனை உறுதி செய்யும் வகையில், மருந்துச்சீட்டில் (Prescription) மருத்துவரின் பதிவு எண் (Medical Council Registration Number) கட்டாயம் குறிப்பிடப்பட வேண்டும். ஒரு மருத்துவக்குழு (ஒன்றுக்கு மேற்பட்ட மருத்துவர்கள் அடங்கிய குழு) நோயாளிக்கு சிகிச்சை அளிக்குமானால், எந்த மருத்துவ சிகிச்சை நிபுணர் (Doctor/Consultant) குறிப்பிட்ட நோயாளிக்கு முதன்மை பொறுப்பு வகிப்பவர் என்பதை மருத்துவமனை நிர்வாகம் எழுத்துப்பூர்வமாக நோயாளிக்கு தெரிவிக்க வேண்டும். இதனை ஒப்புகை சீட்டுடன் (with acknowledgment) தெரிவிப்பதும் மருத்துவமனையின் கடமையாகும்.

இத்தகைய தகவல் பெறும் உரிமை மறுக்கப்பட்ட சம்பவங்களும் நம் நாட்டில் நிறையவே நடந்தது உண்டு. அதுவும் நாட்டின் ரா உளவுத்துறையில் வேலை பார்த்த அதிகாரி ஒருவருக்கே இச்சம்பவம் நடந்திருக்கிறது.

நிஷா பிரியா பாட்டியா என்பவர் இந்திய உளவுத்துறையில் (Research & Analysis Wing-RAW) பணிபுரிந்த ஒரு மூத்த அதிகாரி. தனது துறையில் உள்ள பல தவறுகளை சுட்டிகாட்டியதற்காகவும், தனது உயர் அதிகாரிகள் மீது பல புகார்களை அளித்ததற்காகவும் தன்னை மனநோயாளி என்று முத்திரை குத்தி மன நல மருத்துவமனையில் சேர்த்துவிட்டார்கள் என்று நிஷா பாட்டியா சொல்கிறார். தனது மனநிலையில் எவ்வித பாதிப்பும் இல்லை என்பதை நிரூபிக்க, தன்னை உள்நோயாளியாக அனுமதித்திருந்த டெல்லியில் உள்ள அரசு (IHBA&S) மனநல மருத்துவமனையில் தனக்கு

அளிக்கப்பட்ட சிகிச்சை விவரங்கள் அடங்கிய ஆவணங்களை வழங்குமாறு, மருத்துவமனை நிர்வாகத்திடம் வேண்டுகிறார். உளவுத்துறை தொடர்பான விஷயம் என்பதால், அவருக்கு சிகிச்சை தொடர்பான தகவல்களை அளிக்க மருத்துவமனை நிர்வாகம் மறுக்கிறது. அதை தொடர்ந்து அவர் தகவல் பெறும் உரிமை சட்டத்தில் தனது மருத்துவ அறிக்கைகளை பெறுவதற்காக விண்ணப்பம் செய்கிறார்.

தகவல் பெறும் உரிமை சட்டத்தில் இத்தகவல்கள் அவருக்கு வழங்கப்பட்டால், அது அவர்மீது நிலுவையில் உள்ள வழக்கு விசாரணையை பாதிக்கும் என்று கூறி தகவல் மறுக்கப்படுகிறது. அதை தொடர்ந்து மேல்முறையீட்டிலும் தகவல் மறுக்கப்பட, அவர் தேசிய தகவல் ஆணையத்தில் இரண்டாம் மேல்முறையீடு விண்ணப்பம் செய்கிறார்.

தகவல்களை வழங்குவதற்கு மருத்துவமனை நிர்வாகம் அங்கும் ஆட்சேபனை தெரிவிக்கிறது.

ஆனால் தேசிய தகவல் ஆணையம், ஒவ்வொரு நோயாளிக்கும் தனது மருத்துவ ஆவணங்களைப் பெறும் உரிமையானது இந்திய அரசியலமைப்பு சட்டத்தின் ஷரத்துக்கள் (பிரிவுகள்) 19 மற்றும் 21-ன் கீழ் அடிப்படை உரிமையாகும். மருத்துவமனை நிர்வாகமானது தகவல் பெறும் உரிமை சட்டம், நுகர்வோர் பாதுகாப்பு சட்டம், இந்திய மருத்துவ கவுன்சில் சட்டம், மற்றும் உலக மருத்துவ அறநெறியியல் விதிகள் (world medical ethics related with constitutional rights) ஆகியவற்றின்படி நோயாளிக்கு தனது மருத்துவ அறிக்கை மற்றும் ஆவணங்களைப் பெற உரிமை உள்ளது என தேசிய தகவல் ஆணையம் உத்தரவிட்டது.

மருத்துவ சேவையை பெறும் நுகர்வோர் என்ற வகையில் நோயாளிகள் தகவல் பெறும் உரிமை சட்டத்தை* பயன்படுத்தி அரசு மருத்துவமனைகள் மட்டுமின்றி, தனியார் மருத்துவமனைகளிலும் தங்களது மருத்துவ அறிக்கை மற்றும் ஆவணங்களைப் பெற உரிமை உள்ளது என்று உத்தரவிட்டது.

இந்திய அரசிலமைப்பு சட்டத்திலிருந்து.

பிரிவு 19 : சுதந்திர உரிமை

அனைத்துக் குடிமக்களுக்கும் வழங்கப்பட்டுள்ள சுதந்திர உரிமைகள்

அ. பேச்சு மற்றும் கருத்துக்களை வெளியிடும் உரிமை

ஆ. ஆயுதங்களின்றி அமைதியாக கூடுவதற்கான உரிமை

இ. குழுக்கள் – சங்கங்கள் அமைப்பதற்கான சுதந்திரம்

ஈ. இந்தியா முழுவதும் சென்றுவர சுதந்திரம்

உ. நாட்டின் எந்தப்பகுதியிலும் சென்று தங்கி வாழ உரிமை

ஊ. எந்தத் தொழில், வேலை, வணிகம் மற்றும் வியாபாரம் செய்யும்

பிரிவு 21 : வாழ்க்கை மற்றும் தனிநபர் சுதந்திரம்

எந்த நபரின் வாழ்க்கையையோ அல்லது தனி நபர் சுதந்திரத்தையோ சட்டத்தால் ஏற்படுத்தப்பட்ட நடைமுறைகளில் தவிர பிற வழிகளில் மீறக் கூடாது.

*தகவல் பெறும் உரிமை சட்டத்திற்கான மாதிரி விண்ணப்பப்படிவம் **இணைப்பு** *VI* இல் கொடுக்கப்பட்டுள்ளது

மருத்துவ பதிவு மற்றும் மருத்துவ அறிக்கைகளை பெறும் உரிமை

பெரும்பாலான சமயங்களில் தனியார் மருத்துவமனை அதிகாரிகள், நோயாளியின் நோய், சிகிச்சை தொடர்பான அறிக்கைகளை *(Reports)* நோயாளியின் குடும்பத்தினருக்கு பகிர்வது இல்லை என்பது பொதுவாகக் கூறப்படும் குற்றச்சாட்டு. அத்தகைய சூழல்களின் கீழ்காணும் உரிமைகளை தெரிந்து வைத்துக்கொள்வது மருத்துவ சிகிச்சை தொடர்பான அறிக்கைகளையும் *(Reports)* ஆவணங்களையும் *(records)* எளிதாக பெற உதவும்.

நோயாளிக்கு தனது சிகிச்சைக்கான கீழ்க்காணும் கோப்புகளை பார்க்க உரிமை உள்ளது.

1. நோயாளியின் சிகிச்சை கோப்புகள் *(Case paper)*
2. உள்நோயாளியாக அனுமதிக்கப்பட்டவரின் கோப்புகள் *(Indoor patient Record)*

3. மருத்துவ சோதனைகளின் அறிக்கைகள்* (Investigation reports)
(* உள் நோயாளியாக அனுமதிக்கப்பட்டிருக்கும் காலத்திலும்; சிகிச்சை முடிந்து மருத்துவமனையிலிருந்து வீடுதிரும்பிய 72 மணி நேரத்திற்குள்ளும்)

(*during admission period; preferably with 24hrs and after discharge, within 72 hours)

மேற்காணும் ஆவணங்களை / கோப்புகளை வழங்குவதற்காக மருத்துவமனை நிர்வாகம் கட்டணம் வசூலிக்கலாம். அல்லது, நோயாளியின் சொந்த செலவில் நகல் எடுத்துக்கொள்ள கூடுதல் கட்டணம் எதுவுமின்றி அனுமதிக்கலாம்.

சிகிச்சைக்கு பிறகு நோயாளியை வெளியேற்றும் (discharge) போது, மருத்துவ சோதனைகள் மற்றும் சிகிச்சைகள் அடங்கிய நோயாளி வெளியேற்ற சுருக்க அறிக்கை (Patient Discharge Summary) பெறுவதும் நோயாளியின் உரிமையாகும். ஒருவேளை, நோயாளி சிகிச்சையின்போது உயிரிழந்துவிட்டால், இறப்பு சுருக்க அறிக்கை (Death Summary) பெறுவதற்கு நோயாளியின் குடும்பத்தினருக்கும், உடனிருப்பவருக்கும் உரிமை உள்ளது. மருத்துவ சோதனைகள் குறித்த அசல் அறிக்கைகளும் (Original copies of Investigations) இறப்பு சுருக்க அறிக்கையுடன் வழங்கப்பட வேண்டும்.

இதுகுறித்து, மருத்துவமனை பணியாளர்களுக்கு அறிவுறுத்துவதும், ஆவணங்களை/கோப்புகளை மேற்கண்டவாறு அளிப்பதை உறுதி செய்வதும் அந்தந்த மருத்துவமனை நிர்வாகத்தின் கடமையாகும்.

வி.பி.சாந்தா -எதிர்- காஸ்மொபோலைடன் மருத்துவமனை வழக்கில் கேரளா மாநில நுகர்வோர் கமிஷன் [V P Shanta v. Cosmopolitan Hospitals (P) Ltd 1997;1 CPR 377 (Kerala SCDRC)] வழங்கிய தீர்ப்பில், நோயாளிக்கு X-Ray film ஐ கொடுக்காமல் விட்டது சேவை குறைபாடு என்று

தீர்ப்பளித்தது. நோயாளிக்கு, தனக்கு ஏற்பட்டிருக்கும் *fracture* இன் தன்மை என்ன என்று தெரிந்துகொள்ள உரிமை உள்ளது என்றும் தீர்ப்பில் குறிப்பிட்டது.

முந்தைய பகுதியில் குறிப்பிட்ட, உளவுத்துறை அதிகாரி நிஷா பிரியா பாட்டியா வழக்கில் தேசிய தகவல் ஆணையம் வழங்கிய தீர்ப்பிலும் மருத்துவப்பதிவு மற்றும் மருத்துவ அறிக்கைகளை பெற நோயாளிக்கு உரிமை உள்ளது என்று தீர்ப்பளிக்கப்பட்டுள்ளது. இத்தீர்ப்பை தொடர்ந்து, மத்திய சட்ட அமைச்சகம் சுகாதார அமைச்சகத்துக்கு எழுதிய கடிதத்திலும் *(Union Law secretary* ***P K Malhotra*** *to Union health Secretary* ***Lov Verma*)*** மருத்துவப்பதிவு அறிக்கைகளை பெறுவது அரசியலமைப்பு சட்டத்தின் அடிப்படை உரிமைகளான ஷரத்துக்கள் *19* மற்றும் *21* ஆகியவற்றுடன் தொடர்புடையது எனவும், எக்காரணம் கொண்டும் அரசியலமைப்பு சட்டப்படியான இந்த அடிப்படை உரிமைகள் நோயாளிக்கு மறுக்கப்படக்கூடாது என்று குறிப்பிடப்பட்டுள்ளது.

*****Source****: Hospitals Can't Deny Request for Med File. The New Indian Express. Published on 22/08/2014. Available from: https://www.newindianexpress.com/nation/2014/aug/22/Hospitals-Cant-Deny-Request-for-Med-File-650805.html*

கடிதத்தின் சாராம்சத்தை மேற்கண்ட *QR code* ஐ *Scan* செய்து நேரடியாக அலைபேசியில் படிக்கலாம்.

அவசர சிகிச்சைக்கான உரிமை

அரசு மருத்துவமனைகள் மட்டுமின்றி, தனியார் மருத்துவமனைகளிலும் விபத்து மற்றும் இன்னபிற உயிருக்கு ஆபத்தான நிலையில், குறைந்தபட்ச உயிர்காக்கும் அவசர சிகிச்சை *(Basic Emergency care)* பெறுவது நோயாளியின் உரிமையாகும். நோயாளியிடம் கட்டணமோ, முன்தொகையோ வாங்காமல் குறைந்தபட்ச அவசர சிகிச்சை வழங்கப்பட வேண்டும். நோயாளியால் கட்டணத்தை செலுத்த முடியுமா அல்லது முடியாதா என்பதை கருத்தில் கொள்ளாமல் அனைவருக்கும் குறைந்தபட்ச அவசர சிகிச்சை வழங்கப்படுவதை, 1989 ம் ஆண்டு **Parmanand Katara Vs Union of India** என்ற வழக்கில் உச்சநீதிமன்றம் வழங்கிய தீர்ப்பு உறுதி செய்கிறது.[1]

நோயாளியால் சிகிச்சைக்கட்டணம் செலுத்த முடியாது என்ற காரணத்துக்காக, மருத்துவர் அவருக்கு அவசர சிகிச்சை அளிக்க மறுக்கக் கூடாது.

மூச்சுக்குழலில் ஏதேனும் அடைப்பு ஏற்பட்டிருந்தால் அதை நீக்குதல், உடலிலிருந்து அதிகமான இரத்தம் வெளியேறிக் கொண்டிருந்தால் இரத்த இழப்பை சரிசெய்தல்,

இரத்த அழுத்தம் குறைந்துகொண்டிருந்தால் அதை சரிசெய்ய தேவையான நீர்ச்சத்து *(intravenous fluid)* அளித்தல், தேவைப்பட்டால் மற்றொரு மருத்துவமனைக்கு கொண்டு சென்று /பரிந்துரை செய்து *(Refer)* சிகிச்சை செய்வதற்கான தகுந்த ஏற்பாடுகளை செய்தல் ஆகியவை குறைந்தபட்ச அவசர சிகிச்சையில் அடங்கும்.

சுமந்தா முகர்ஜி என்ற 20 வயது மாணவர் கடந்த 2001-ம் ஆண்டு ஜனவரி 14 ம் தேதி, இருசக்கர வாகனத்தில் டியுஷன் வகுப்புக்கு செல்கிறார். எதிர்பாராத விதமாக பின்புறமாக ஒரு பேருந்தினால் மோதப்பட்டு கீழே விழுந்து விபத்துக்குள்ளாகிறார். விபத்து நடந்த இடத்தில் இருந்தவர்கள் அவரை அருகில் உள்ள மருத்துவமனைக்கு தூக்கிச்செல்கின்றனர். மருத்துவமனையை அடையும்போது சுமந்தா சுயநினைவுடனே இருந்தார். சிகிச்சைக்கான முழு கட்டணமும் செலுத்தப்படும் எனவும், தன்னிடம் ரூ.65,000க்கான *Mediclaim* பாலிசி இருப்பதாகவும், தனது பர்சிலிருந்து அதற்கு அத்தாட்சியாக பாலிசி அடையாள அட்டையையும் எடுத்து மருத்துவமனை ஊழியர்களிடம் காட்டி, உடனடியாக தனக்கு சிகிச்சை அளிக்குமாறும் மருத்துவமனை ஊழியர்களை அவர் வேண்டுகிறார்.

அதை ஏற்றுக்கொண்ட மருத்துவமனை நிர்வாகம் சில அவசர மருந்துகளையும், ஆக்சிஜன் சிகிச்சையையும் அளிக்கிறது. சிறிது நேரத்திற்குப்பிறகு, உடனடியாக ரூ.15,000 செலுத்த வேண்டும் எனவும், செலுத்தாவிடில் மேற்கொண்டு சிகிச்சை அளிக்கப்படாது என்றும் மருத்துவமனை நிர்வாகம் சொல்கிறது. அவரை மருத்துவமனையில் சேர்த்தவர்கள், தங்களது சொந்த பணத்திலிருந்து ரூ.2000ஐ உடனடியாக செலுத்தவும், மீதமுள்ள பணத்திற்கு ஈடாக சுமந்தாவின் இருசக்கர வாகனத்தை ஒப்படைப்பதாகவும், பணத்திற்காக சிகிச்சையை நிறுத்த வேண்டாம் எனவும் மன்றாடுகின்றனர். நீண்ட நேர வாக்குவாதத்திற்குப் பிறகும், மருத்துவமனை நிர்வாகம் மனமிறங்க மறுக்கவே, சுமந்தா கொல்கத்தா மருத்துவக் கல்லூரி மருத்துவமனைக்கு கொண்டு செல்லப்படுகிறார். அங்கு அவரை பரிசோதித்த மருத்துவர்கள்,

கொண்டுவரும் வழியிலேயே அவரது உயிர் பிரிந்து விட்டது என தெரிவிக்கின்றனர்.

நுகர்வோர் தீர்ப்பாயத்தில் சுமந்தாவின் தந்தை வழக்கு தொடுக்க, "அவசர சிகிச்சைக்கான நேரத்தில் சிகிச்சை கட்டணத்திற்காக காத்திருக்காமல், மருத்துவமனைகள் தனது சமூக கடமையை ஆற்ற வேண்டும்" எனவும் ரூ.10,00,000ஐ நஷ்ட ஈடாக சுமந்தாவின் குடும்பத்திற்கு வழங்கவும் தனியார் மருத்துவமனைக்கு உத்தரவிடப்பட்டது.

மருத்துவர்களுக்கும், மருத்துவப் பணியாளர்களுக்கும் தகுந்த அறிவுறுத்தல்கள் வழங்கி, நோயாளியின் உயிருக்கும் ஆபத்து ஏற்படாத வண்ணம், தரமான, குறைந்தபட்ச, அவசர மருத்துவ சிகிச்சை (Basic Emergency care) கிடைப்பதை உறுதி செய்வது மருத்துவமனை நிர்வாகத்தின் கடமையாகும்.

பரிசோதனை மற்றும் அறுவை சிகிச்சைக்கு நோயாளியிடம் ஒப்புகை பெறும் உரிமை

நோயாளிக்கு அறுவை சிகிச்சை (அல்லது) என்டோஸ்கோப்பி போன்ற *invasive* செயல்முறைகள் பரிந்துரைக்கப்படும் போது நோயாளியும், அவரது குடும்பத்தினரும் கவலையையும் பதட்டத்தையும் அனுபவிக்கின்றனர். ஒப்புகையானது *(Consent)* நோயாளி எதிர்கொள்ளப்போகும் சிகிச்சை *(treatment)* நோய்கண்டறியும் முறை *(diagnostic procedure)* ஆகியவற்றின் நன்மைகளையும், தீமைகளையும், அதிலுள்ள சிக்கல்களையும் எடுத்துக்கூறி, அந்த செயல்முறையை மருத்துவர் செய்யலாமா வேண்டாமா என்று ஒப்புதல் பெறும் முறையாகும்.

ஒவ்வொரு நோயாளிக்கும் அபாயகரமான பரிசோதனை மற்றும் சிகிச்சை முறைக்கும் முன்னர், அறிவிக்கப்பட்ட ஒப்புகைக்கான உரிமை *(Informed Consent)* உள்ளது. அதன்படி, மருத்துவமனை நிர்வாகமானது

நோயாளியிடம், அவர் எந்த பரிசோதனை (அல்லது) அறுவை சிகிச்சைக்கு உள்ளாகப்போகிறார் என்பதையும், அதன் சாதக பாதகங்கள், அதனால் ஏற்படக்கூடிய ஆபத்துக் காரணிகள் (risk factors) உட்பட அனைத்தையும் விளக்கி (Information), எழுத்துபூர்வமாக நோயாளியிடமிருந்து ஒப்புகை (Consent) பெற வேண்டும்.

சாதரணமாக இரத்தப் பரிசோதனைக்காக இரத்தம் எடுக்கும்போது கூட, தோலில் இயற்கையாக இருக்கும் கிருமிகள் உடலினுள் செல்வதற்கு வாய்ப்பு உள்ளது. இதை தவிர்க்கவே, ஊசியை உடலினுள் செலுத்தும் முன்பு கிருமிநாசினியால் ஊசி செலுத்தப்படும் இடம் சுத்தம் செய்யப்படுகிறது. ஆகவே, சாதாரண இரத்தப் பரிசோதனைக்காக இரத்தம் எடுக்கும் போது கூட, நோய்தொற்று ஏற்படும் ஆபத்து உள்ளதாகவே கருதப்படுகிறது.

எந்தெந்த பரிசோதனைகளுக்கெல்லாம் உடலில் இருந்து ஊசி அல்லது ஏதேனும் கருவி மூலம் இரத்தம் மற்றும் பிற உடல் திசுக்கள்/திரவங்கள்/ மூளை தண்டுவடத் திரவம் (Blood, tissues, Body fluids, Cerebrospinal Fluid) எடுக்கப்படுகிறதோ அதற்கெல்லாம் இத்தகைய ஒப்புகை அவசியம். இதேபோல் அறுவை சிகிச்சைக்கும் அறிவிக்கப்பட்ட ஒப்புகை மிகவும் அவசியம்.

ஒப்புகை எவ்வாறு பெறப்பட வேண்டும் என்பதையும், ஒப்புகை படிவத்தில் என்னென்ன விஷயங்கள் கண்டிப்பாக குறிப்பிடப்பட வேண்டும் என்பது குறித்தும் உச்சநீதிமன்றம் கடந்த 2008 ம் ஆண்டு *சமீரா கோஹ்லி Vs Dr. பிரபா மச்சண்டா* (Samira Kohli Vs Dr. Prabha Manchanda & Anr) வழக்கில் தெளிவான வழிகாட்டுதல்களை வழங்கியுள்ளது. அதன்படி, ஒப்புகை படிவத்தில் நோயாளிக்கு ஏற்பட்டுள்ள நோய், அறுவை சிகிச்சையின் பெயர், அறுவை சிகிச்சையில் உள்ள சிக்கல்கள், அதனால் ஏற்படும் சாதக பாதகங்கள், அறுவை சிகிச்சையை தவிர உள்ள பிற மாற்று சிகிச்சை முறைகள், அறுவை சிகிச்சையின்போது வழங்கப்படும் மயக்க மருந்தின் தன்மை, மயக்க மருந்து கொடுக்கப்போகும்

மருத்துவ நிபுணரின் பெயர், அறுவை சிகிச்சை செய்யும் மருத்துவரின் பெயர் உள்ளிட்ட விவரங்கள் இருக்க வேண்டும். (ஒப்புகை படிவத்தின் மாதிரி, 85 ம் பக்கத்தில் இணைக்கப்படுள்ளது)

நோயாளி 12 வயதிற்கு உட்பட்டவராகவோ (அல்லது) மன நலம் பாதிக்கப்பட்டு சுயநினைவற்றவராகவோ இருந்தால் அவரிடம் சிகிச்சைக்காக ஒப்புகை பெற இயலாது. அவருக்கு பதிலாக, இந்திய தண்டனை சட்டப்பிரிவு 89-இன் (IPC 89) வழிகாட்டுதலின்படி, நோயாளியின் பெற்றோரோ (அல்லது) காப்பாளரோ ஒப்புகை படிவத்தில் கையொப்பம் இட வேண்டும்.

ஒவ்வொரு மருத்துவருக்கும் அறிவிக்கப்பட்ட ஒப்புகைக்கான (Informed Consent) அவசியத்தை எடுத்துரைப்பதும், அதற்கான மாதிரிப் படிவங்களை வழங்குவதும், சிகிச்சை மற்றும் சோதனைகளுக்கு முன்னர் நோயாளியிடமிருந்து ஒப்புகை பெறப்படுவதை உறுதி செய்வதும் மருத்துவமனை நிர்வாகத்தின் கடமையாகும்.

குறிப்பாக சிகிச்சை அளிக்கும் மருத்துவர், தான் செய்யப்போகும் மருத்துவ சோதனை/மருத்துவ சிகிச்சையின் சாதக பாதகங்கள், அதிலுள்ள ஆபத்துக் காரணிகள், பக்க விளைவுகள் குறித்து நோயாளிக்கு விளக்கமாக அவருக்கு புரியும் மொழியில் எடுத்துரைத்து, அதற்கான ஒப்புகையை (Informed Consent) எழுத்துப் பூர்வமாக பெற வேண்டும். அவ்வாறு எழுத்துப் பூர்வ ஒப்புகை கொடுக்க நோயாளி மறுத்து விட்டால் அந்த மருத்துவ சோதனை (அல்லது) சிகிச்சையை தொடர மருத்துவருக்கு உரிமை இல்லை.

ரகசியம் காத்தல், கண்ணியம், தனியுரிமை காத்தலுக்கான உரிமை

நோயாளியின் தனியுரிமையை காக்கும் பொருட்டு மருத்துவர்கள் நோயாளியின் நோய் மற்றும் சிகிச்சை தொடர்பான விவரங்களை பிறருக்கு வெளியிடாமல் ரகசியம் காக்க வேண்டும். அவ்வாறு தனியுரிமை காக்கும் உரிமைக்கு சில விதிவிலக்குகள் உள்ளது.

நோயாளியின் தனியுரிமையை காக்கும் பொருட்டு, அவர் பாதிக்கப்பட்டுள்ள நோய் குறித்த தகவல்களை மறைத்தால் அது பிறரது உடல்நலனுக்கோ (அல்லது) பொது சுகாதாரத்திற்கோ பாதிப்பு ஏற்படுத்தும் எனில் இந்த தனியுரிமையை மீறுவதற்கு மருத்துவருக்கு உரிமை உள்ளது. தொற்றுநோய் இவ்வாறான சூழலில், நல்லெண்ண அடிப்படையில் மருத்துவர் பகிரும் தகவலானது சட்டப்படி நோயாளியின் தனியுரிமையை மீறுவதாக கருதப்படாது.

டோகுஹா எப்தொமி (Dr.Tokugha Yepthomi) ஒரு

மருத்துவர். அவர் MBBS படித்து முடித்துவிட்டு நாகாலாந்து மாநில சுகாதாரத்துறையில் மருத்துவராக பணிபுரிந்து வந்தார். இடோக்ஹு எப்தொமி (Itokhu yepthomi) என்ற ஒரு நோயாளி aortic aneurysm எனப்படும் நோயால் பாதிக்கப்பட்டிருப்பதாக நாகாலாந்தில் கண்டுபிடிக்கப்படுகிறார். இந்த நோய்க்கு சிகிச்சை எடுத்துக்கொள்ள சென்னை அப்பல்லோ மருத்துவமனைக்கு அந்நோயாளி செல்ல வேண்டும் என்றும், மேற்சொன்ன நோயாளியுடன் மருத்துவர் டோகுஹா எப்தொமி சிகிச்சைக்காக உடன்செல்ல வேண்டும் என்றும் நாகாலாந்து மாநில சுகாதாரத்துறை அறிவுறுத்துகிறது. அதன்படி, சென்னைக்கு அந்த நோயாளியை மருத்துவர் டோகுஹா எப்தொமி அழைத்து செல்கிறார். சென்னை அப்பல்லோ மருத்துவமனையில் அவருக்கு மே 31, 1995 அன்று அறுவை சிகிச்சை செய்வது என்று முடிவு எடுக்கப்பட்டு நோயாளி அறுவை சிகிச்சைக்காக தயார் செய்யப்பட்டார். ஆனால், அன்று தேவையான இரத்தம் இருப்பு இல்லை என்று கூறி அறுவை சிகிச்சை ரத்து செய்யப்படுகிறது.

அடுத்தநாள் (ஜூன் 1 ம் தேதி), அறுவை சிகிச்சைக்காக இரத்த தானம் செய்யுமாறு மருத்துவர் டோகுஹா எப்தொமியும், அவரது ஓட்டுனரும் மருத்துவமனையால் வேண்டப்படுகிறார்கள். அவர்கள் இரத்தம் அளித்ததை தொடர்ந்து, ஜூன் 2 ம் தேதி இடோக்ஹு எப்தொமிக்கு அறுவை சிகிச்சை வெற்றிகரமாக செய்யப்பட்டு 10ம் தேதி பூரண நலமுடன் சிகிச்சை முடிந்து வீடு திரும்புகிறார்.

ஆகஸ்டு 1995 இல் அகாலி என்ற பெண்ணுடன் மருத்துவர் டோகுஹா எப்தொமிக்கு திருமணம் முடிவு செய்யப்பட்டு, டிசம்பர் 12 ம் தேதி திருமணம் நடத்தப்படும் என்று முடிவு செய்யப்பட்டது. பின்னர் திடீரென திருமணம் பெண் வீட்டாரால் ரத்து செய்யபடுகிறது. திருமணத்தை ரத்து செய்தற்கு காரணமாக, மருத்துவர் டோகுஹா எப்தொமிக்கு சென்னை அப்பல்லோ மருத்துவமனையில் எடுக்கப்பட்ட ரத்த பரிசோதனை மூலம் HIV நோய்தொற்று இருப்பது உறுதி செய்யப்பட்டதாக கூறப்படுகிறது. உடனடியாக மருத்துவர் டோகுஹா எப்தொமி சென்னை விரைந்து மீண்டும் தன்னை

பரிசோதித்துக் கொள்கிறார். பரிசோதனை முடிவுகள் அவருக்கு *HIV* எயிட்ஸ் நோய்தொற்று இருப்பதை உறுதி செய்கின்றன. அவர், நாகாலாந்தில் தனது பணிக்கு திரும்புகிறார். அவரது திருமணம் ரத்து செய்யப்பட்டது என்பதும், அவருக்கு *HIV* நோய்த்தொற்று இருப்பதும் அவரது உறவினர்கள் மத்தியில் தீயாய் பரவுகிறது. அதை தொடர்ந்து நவம்பர் *26* ம் நாள், நாகாலந்தை விட்டு இடம் பெயர்ந்து சென்னையில் பணிபுரிய தொடங்குகிறார்.

அந்த காலகட்டத்தில், மருத்துவ அறநெறியியல் *(Medical Ethics)* விதிகளின் படி ரகசியமாக வைக்கப்படவேண்டிய எனது இரத்தப்பரிசோதனை விவரங்களை, அப்பல்லோ மருத்துவமனை மற்றவர்களுக்கு வெளியிட்டது சட்டப்படி தவறு என்றும் அதற்கு நஷ்டஈடு கோரியும் தேசிய நுகர்வோர் தீர்ப்பாயத்தில் வழக்கு தொடுக்கிறார். தேசிய நுகர்வோர் தீர்ப்பாயம் இதில் தலையிட மறுத்து, நீதிமன்றத்தை நாடி தீர்வு பெற்றுக்கொள்ளும்படி அறிவுறுத்தியது.

அதன்படி அவரும் நீதிமன்றத்தில் வழக்கு தொடுக்கிறார். உச்ச நீதிமன்றத்தில் இவ்வழக்கில் அரசியலமைப்பு தனக்கு வழங்கிய திருமணம் செய்துகொள்ளும் உரிமையை, அப்பல்லோ மருத்துவமனையின் செய்கை பறித்துவிட்டதாக வாதிடுகிறார். அதற்கு பதில் அளிக்கும் வகையில் அப்பல்லோ மருத்துவமனை, “பொது நலன் சார்ந்த விஷயங்களில் இரகசியம் காக்கும் உரிமை பொருந்தாது எனவும்; இவர் திருமணம் செய்ய இருந்த பெண்ணுக்கு *HIV* நோய்தொற்று இல்லை. இவர்கள் திருமணம் செய்துகொண்டால் அப்பெண்ணும் *HIV* நோய்த்தொற்றுக்குள்ளாக நேரிடும்; அது அரசியலமைப்பு சட்டத்தின் ஷரத்து *21* அப்பெண்ணுக்கு வழங்கியுள்ள ‘வாழ்வதற்கான உரிமை’யை பறித்ததாக ஆகிவிடும்.” என்று வாதிடுகிறது. உச்ச நீதிமன்றமும் மருத்துவமனையின் வாதத்தை ஏற்றுக்கொண்டு, நோயாளியின் *HIV status* ஐ வெளியிட்டது சரிதான் என்று தீர்ப்பளித்தது.

பெண் நோயாளி ஒரு ஆண் மருத்துவரால் உடல் பரிசோதனை செய்யப்படும் நேரத்தில், அவரது கண்ணியத்தை காக்கும் பொருட்டு அவருடன் ஒரு பெண் இருத்தல் அவசியமாகும். பெண் நோயாளியை உடல் பரிசோதனை செய்யும் நேரத்தில் அவ்விடத்தில் பெண் பாலின காப்பாளர் ஒருவர் இருப்பதை மருத்துவமனை நிர்வாகம் உறுதி செய்ய வேண்டும்.

நோயாளியின் கண்ணியம் காக்கப்படுவதை உறுதிசெய்வது மருத்துவமனை நிர்வாகத்தின் கடமை ஆகும். நோயாளிகள் மற்றும் அவர்களது சிகிச்சை தொடர்பான அனைத்து விவரங்களையும் தனது பொறுப்பில் (அ) கட்டுப்பாட்டில் வைத்திருப்பதும், தகவல் திருட்டிலிருந்து அவற்றை பாதுகாக்கும் பொறுப்பும் முழுக்க முழுக்க மருத்துவமனை நிர்வாகத்தை சார்ந்தது.

இரண்டாவது ஆலோசனை பெறுவதற்கான உரிமை

நோயாளிக்கு தனது உடல்நிலை குறித்தும், தனக்கு ஏற்பட்டிருக்கும் நோய் குறித்தும், அதற்கு உள்ள சிகிச்சை வழிமுறைகள் குறித்தும் தெரிந்துகொள்ள முழு உரிமை உள்ளது என்று ஏற்கனவே பார்த்தோம். இவ்வுரிமையில், தனது உடல்நிலை மற்றும் அதற்கான சிகிச்சை வழிமுறைகள் குறித்து மற்றொரு மருத்துவரிடம் சென்று இரண்டாவது ஆலோசனை பெறும் உரிமையும் இயற்கையாகவே உள்ளது. இதனை மருத்துவ நிறுவனங்கள் (பதிவுகள் மற்றும் ஒழுங்குமுறை) சட்டம், 2010 இன் கீழ் மத்திய Clinical Establishments Authority வெளியிட்டுள்ள தர நிர்ணய (Standards) ஆவணமும் உறுதி செய்கிறது.

அதாவது, நோயாளி தனது சுய விருப்பத்தின் பேரில் தானோ அல்லது தனது உடனிருப்பவரோ தேர்ந்தெடுக்கும் மற்றொரு மருத்துவரிடம் சென்று இரண்டாவது ஆலோசனை பெறுவதற்கான உரிமை உள்ளது. இரண்டாவது ஆலோசனை பெறும் உரிமையை மருத்துவமனை நிர்வாகம் மதிக்க

வேண்டும். அதற்கு எவ்வித இடையூறும் ஏற்படுத்த கூடாது. இரண்டாவது ஆலோசனைக்கு தேவையான, நோயாளியின் அனைத்து மருத்துவ ஆவணங்களையும்/கோப்புகளையும், மருத்துவ பரிசோதனை அறிக்கைகளையும் எவ்வித கட்டணமும் இன்றி இலவசமாக மருத்துவமனை நிர்வாகம் அளிக்க வேண்டும். மருத்துவக் கோப்புகளையும், அறிக்கைகளையும் இரண்டாவது ஆலோசனைக்காக நோயாளியிடம் அளிப்பதை மருத்துவமனை நிர்வாகம் தாமதப்படுத்தினால், அதுவும் நோயாளியின் உரிமையை மறுத்ததாகவே கருதப்படும். ஆகவே தாமதமின்றி கோப்புகளை நோயாளிக்கு அளிப்பது மருத்துவமனை நிர்வாகத்தின் கடமை ஆகும்.

இரண்டாவது மருத்துவ ஆலோசனை பெறும் முடிவை நோயாளி எடுத்தால், அதன் காரணமாக நோயாளிக்கு ஏற்கனவே வழங்கப்பட்டுவரும் சிகிச்சை நிறுத்தப்படக்கூடாது. அதேபோல, சிகிச்சையின் தரத்திலும் எக்காரணம் கொண்டும், எவ்வித குறைபாடும் ஏற்படாதவண்ணம் உறுதி செய்வது மருத்துவமனை நிர்வாகத்தின் கடமை ஆகும்.

இதன் காரணமாக எந்தவொரு நோயாளியாவது பாகுபாட்டுடன் நடத்தப்பட்டால் அது மனித உரிமை மீறலாக கருதப்படும்.

கட்டணங்களில் வெளிப்படைத் தன்மைக்கான உரிமை

தனியார் மருத்துவமனைகளில் வசூலிக்கப்படும் மிகுதியான மருத்துவ ஆலோசனைக் கட்டணம், உள்நோயாளிகளுக்கான சிகிச்சை கட்டணம், ஆகியவை நோயாளியின் மருத்துவத் தேவைக்கு ஏற்ற சிகிச்சை கிடைப்பதற்கு பெரும் தடையாக உள்ளது. மருத்துவத்துறை பற்றி விவரம் அறியாதவர்களுக்கு, மருந்துப் பொருட்களின் தயாரிப்பு பட்டியல்கள், விலைப் பட்டியல்கள் முதலியன பற்றிய தகவலறிந்து முடிவெடுப்பது மற்றும் மலிவு விலையில் தரமான மருந்துப்பொருட்கள் மற்றும் சேவைகளை வாங்குவது ஒரு கனவாக இருக்கும். பெரும்பாலும் மருத்துவமனை ரசீதுகளில் ஏற்படக்கூடிய தெளிவின்மை மிகவும் தேவையற்றதாக இருக்கலாம். இத்தகைய சூழலில், இப்பகுதியில் குறிப்பிட்டுள்ள உரிமைகளை தெரிந்து வைத்திருப்பது உதவிகரமாக இருக்கும்.

ஒவ்வொரு சிகிச்சை முறைக்கும், மருத்துவமனை அளிக்கும் சேவைக்கும் எவ்வளவு கட்டணம் என்பதை

அறிந்து கொள்ள நோயாளிக்கு உரிமை உள்ளது. குறிப்பாக மருத்துவமனையில் அதன் சேவைக்கட்டணங்கள் அடங்கிய அறிவிப்பு பலகை அல்லது கட்டணங்கள் அடங்கிய சீட்டு மூலமாக தெரிவித்தல் வேண்டும். இதனை மருத்துவ நிறுவனங்கள் (பதிவுகள் மற்றும் ஒழுங்குமுறை) சட்டம், 2010 இன் கீழ் வெளியிடப்பட்ட விதிகளும் (Rules), மத்திய மருத்துவ நிறுவனங்கள் ஆணையம் (Clinical Establishments Authority) வெளியிட்டுள்ள தரநிர்ணய (Standards) ஆவணமும், MCI Ethics Regulations (2002) ம் உறுதி செய்கிறது. பணம் செலுத்தியபின், அதற்கான வகைப்படுத்தப்பட்ட இரசீது (Itemized Bill) பெற்றுக்கொள்ள நோயாளிக்கு உரிமை உள்ளது.

கட்டணங்களில் வெளிப்படைத் தன்மை இருக்கும் பொருட்டு, கட்டணங்கள் அடங்கிய அறிவிப்பு பலகையை அனைவருக்கும் தெரியும் இடத்தில் மருத்துவமனை வளாகத்தினுள் வைப்பதும் நோயாளிக்கும் அவருடன் இருப்பவருக்கும் கட்டணங்கள் அடங்கிய சீட்டை வழங்குவதும் மருத்துவமனை நிர்வாகத்தின் கடமையாகும்.

மருத்துவ கட்டணங்களில் வெளிப்படைத் தன்மைக்கான உரிமை ஒவ்வொரு நோயாளிக்கும் உள்ளது. அவர் கட்டணம் செலுத்தி சிகிச்சை பெற்றாலும், காப்பீட்டு நிறுவனம் மூலம் சிகிச்சை பெற்றாலும் இது பொருந்தும். சிகிச்சைக்கு கட்டணம் காப்பீட்டு நிறுவனத்தால் கட்டப்பட்டது என்ற காரணத்திற்காக இவ்வுரிமை மறுக்கப்படக் கூடாது. சிகிச்சை கட்டணத்தை பணமாகவோ, காசோலையாகவோ, காப்பீட்டு நிறுவனம் மூலமாகவோ அல்லது வேறு எந்த முறையில் செலுத்தியிருந்தாலும் இவ்வுரிமை கண்டிப்பாக வழங்கப்பட வேண்டும்.

தேசிய அத்தியாவசிய மருத்துகள் விலை நிர்ணய ஆணையத்தினால் (National Pharmaceutical Pricing Authority (NPPA)) பல்வேறு மருந்துப்பொருட்களுக்கு விலை நிர்ணயம் செய்யப்படுகிறது. எந்தெந்த மருந்துப்பொருட்கள் விலைகட்டுப்பாட்டின் கீழ் வரும் என்பதை மத்திய அரசு தேசிய அத்தியாவசியமான மருந்துகள் பட்டியல் (National List of Essential Medicines (NLEM)) என்ற ஆவணமாக

வெளியிட்டுள்ளது. நிர்ணயிக்கப்பட்ட விலையை விட கூடுதல் விலை கொடுத்து மருத்துப்பொருட்கள் வாங்க, எந்த ஒரு நோயாளியையும் மருத்துவரோ (அல்லது) மருத்துவமனை நிர்வாகமோ கட்டாயப்படுத்த முடியாது.

நிர்ணயிக்கப்பட்ட விலையிலோ அல்லது *MRP* விலைக்கும் குறைவான விலையிலோ, அத்தியாவசிய மருந்துகள், உள்வைப்புகள் (இம்ப்லான்ட்) கருவிகள் ஆகியவற்றை வாங்க அனைத்து நோயாளிகளுக்கும் உரிமை உள்ளது.

இதுதவிர *NLEM* பட்டியலில் இல்லாத ஒரு குறிப்பிட்ட நோய்க்கான சிகிச்சைக்கோ அல்லது மருந்துக்கோ அல்லது மருத்துவ உபகரணத்திற்கோ மத்திய (அல்லது) மாநில அரசால் விலை நிர்ணயம் செய்யப்பட்டு இருந்தால், அந்த நிர்ணயிக்கபட்டுள்ள விலைக்கு மேல் நோயாளியிடம் கட்டணம் வசூலிப்பதும் அவரது உரிமையை மீறுதலாகும். உதாரணமாக, சமீபத்தில் கொரோனா நோய் சிகிச்சைக்கு அதிகபட்ச கட்டணம் என்ன என்பதை தமிழக அரசு வரையறுத்ததை கூறலாம். மருத்துவ நிறுவனங்கள் (பதிவுகள் மற்றும் ஒழுங்குமுறை) சட்டம், *2010* இன் மூலம் தனியார் மருத்துவமனைகளில் வழங்கப்படும் சிகிச்சைக்கு அதிகபட்ச கட்டணம் என்ன என்று நிர்ணயம் செய்யும் அதிகாரத்தை மாநில அரசுகளுக்கு வழங்குகிறது.

ஒரு நோய்க்கு ஒன்றுக்கு மேற்பட்ட சிகிச்சைமுறைகள் இருப்பின், உதாரணமாக சாதாரண அறுவை சிகிச்சை மூலமாகவும், லாப்ரோஸ்கோப்பி மூலமாகவும் குடல் இறக்கத்திற்கு சிகிச்சை செய்யலாம் எனும் சூழலில், இரு முறைகளுக்கான சாதக மற்றும் பாதகங்களையும் அவற்றிற்கு ஆகும் செலவையும் மருத்துவர் விளக்கி கூற வேண்டும். அதில் எந்த மருத்துவ முறையில் சிகிச்சை எடுத்துக் கொள்வது என்பதை, நோயாளியே முடிவு செய்யலாம். இது அவருடைய தனிப்பட்ட முடிவெடுக்கும் உரிமையாகும்.

இத்தகைய தேர்ந்தெடுக்கும் உரிமை மருத்துவ உபகரணங்கள் (*Implants*), மருந்துப் பொருட்கள் ஆகியவற்றை

தேர்வு செய்வதிலும் உள்ளது. உதாரணமாக கண்புரை (cataract) அறுவை சிகிச்சையின்போது, சாதாரண லென்சு (Intra-ocular lens) பொருத்தப்பட வேண்டுமா (அல்லது) மடிக்கப்படக்கூடிய லென்சு (Foldable Intra-ocular lens) பொருத்தப்பட வேண்டுமா என்று தனக்கு வைக்கப்படக்கூடிய இம்ப்லாண்ட் ஐ தேர்வு செய்யும் உரிமை, நோயாளிக்கு வழங்கப்படுகிறது. நோயாளியின் பணம் செலுத்தும் திறனை மதிப்பிட்டு, அத்திறன் குறைவாக இருக்கிறது என்ற காரணத்திற்காக நோயாளியின் தேர்வு செய்யும் உரிமை மறுக்கப்பட கூடாது.

தேசிய அத்தியாவசிய மருந்துகளுக்கான பட்டியலில் (National list of Essential Medicines) உள்ள மருந்துகள் அனைத்தும் அதற்கான நிர்ணயிக்கப்பட்டுள்ள விலையை விட அதிகமான விலைக்கு விற்கப்படவில்லை என்பதை மருத்துவமனை நிர்வாகம் உறுதிப்படுத்த வேண்டும். தேசிய அத்தியாவசிய மருந்துகளுக்கான பட்டியலில் (National list of Essential Medicines), மருந்துகளுடன் கூடுதலாக மருத்துவ உபகரணங்கள் மற்றும் இம்ப்லாண்ட்ஸ் ஆகியவையும் இருப்பதால் இந்த விலைக்கட்டுப்பாடு அவற்றுக்கும் பொருந்தும். மேலும் எந்தவொரு பொருளும் அதில் அச்சடிக்கப்பட்டுள்ள அதிகபட்ச விற்பனை விலை (Maximum Retail Price) க்கு மேல் விற்கப்படவில்லை என்பதையும் மருத்துவமனை நிர்வாகம் உறுதி செய்ய வேண்டும். MRP விலைக்கு மேல் எந்தவொரு மருந்துப் பொருளாவது விற்கப்பட்டால், அதற்கு தேசிய நுகர்வோர் பாதுகாப்பு சட்டத்தின் மூலம் தீர்வு காண நோயாளிக்கு உரிமை உள்ளது.

பாகுபாடில்லா சிகிச்சைக்கான உரிமை

இந்திய அரசியலமைப்பு சட்டத்தின் 15வது ஷரத்து, இந்திய குடிமக்கள் அனைவரையும் பாகுபாடு இன்றி சமமாக மதிக்கப்பட வேண்டும் என்பதை அடிப்படை உரிமையாக வரையறுத்துள்ளது. மதம், சாதி, பாலினம், பிறந்த இடம், மொழி உள்ளிட்ட எந்தவொரு காரணத்திற்காகவும் பாகுபாடு காட்டப்படக் கூடாது என்பதை அரசியலமைப்பு சட்டம் உறுதிபடக் கூறுகிறது.

அனைத்து நோயாளிகளுக்கும் தனது நோய்க்கான தகுந்த சிகிச்சை பெற உரிமை உள்ளது. நோயின் தன்மை காரணமாகவோ, அவரது உடல்நிலையை காரணம் காட்டியோ, மதம், சாதி, இனம், பாலினம், வயது, மொழி, வாழும் இடம், அவர் சார்ந்துள்ள சமூகம், ஆகியவற்றை காரணம் காட்டி அவருக்கு சிகிச்சை மறுக்கப்படக்கூடாது என்பதை மருத்துவ நிறுவனங்கள் (பதிவுகள் மற்றும் ஒழுங்குமுறை) சட்டம்,2010 இன் கீழ் மத்திய மருத்துவ நிறுவனங்கள் ஆணையம் (Clinical Establishments Authority)

வெளியிட்டுள்ள தரநிர்ணய *(Standards)* ஆவணமும் உறுதி செய்கிறது.

நோயாளிக்கு ஹெச்ஐவி (எயிட்ஸ்) நோய் தொற்று இருப்பின், அதைக்காரணம் காட்டி உள்நோயாளியாக சேர்த்துக்கொள்ளவோ, சிகிச்சை அளிக்கவோ மருத்துவமனை நிர்வாகம் மறுக்கக் கூடாது. இதனை 2o17ம் ஆண்டு பாராளுமன்றத்தால் இயற்றப்பட்ட, ஹெச்ஐவி (எயிட்ஸ்) தடுப்பு மற்றும் கட்டுப்பாட்டு சட்டம் *(The Human Immunodeficiency virus and acquired immune deficiency syndrome (prevention and Control) Act, 2017)* உறுதி செய்கிறது.

ஒரு மருத்துவரின் சேவையை நாடும் அனைத்து நோயாளிகளுக்கும், சிகிச்சையை அளித்துதான் ஆக வேண்டும் என்ற கட்டாயம் மருத்துவருக்கு இல்லை. தான் எந்தெந்த நோயாளிகளுக்கு சிகிச்சை அளிக்க வேண்டும் என்று, நோயாளிகளை தேர்வு செய்யும் உரிமையை மருத்துவருக்கு *MCI ethic regulation* இன் *2.11* ம் பிரிவு அளிக்கிறது. அதேநேரத்தில், காயம் பட்ட நோயாளிகளுக்கும், அவசர சிகிச்சையை நாடி வந்திருக்கும் நோயாளிகளுக்கும் இவ்வுரிமையை பயன்படுத்தி சிகிச்சை அளிக்க மருத்துவரால் மறுக்க முடியாது என்றும் அப்பிரிவு கூறுகிறது.

தனி ஒரு மருத்துவருக்கு வழங்கப்பட்டுள்ள நோயாளிகளை தேர்வு செய்யும் இந்த உரிமையானது, எந்தவொரு மருத்துவமனைக்கும் வழங்கப்படவில்லை. மருத்துவ நிறுவனங்கள் (பதிவுகள் மற்றும் ஒழுங்குமுறை) சட்டம், 2010த்தின் கீழ் வெளியிடப்பட்டுள்ள விதிகள், எந்த ஒரு நோயாளியையும் பாகுபாட்டுடன் நடத்தவோ, சிகிச்சை அளிக்க மறுக்கவோ கூடாது என்று தெளிவுபடுத்துகிறது.

மருத்துவமனை வளாகத்தினுள் பாகுபாடில்லா சிகிச்சை வழங்கப்படுவதையும், வளாகத்தினுள் யாரும் பாகுபாட்டுடன் நடத்தப்படவில்லை என்பதையும் உறுதி செய்யும் பொறுப்பு மருத்துவமனை நிர்வாகத்தை சார்ந்தது.

பாதுகாப்பான மற்றும் தரமான சிகிச்சைக்கான உரிமை

மருத்துவமனை வளாகத்தினுள் தகுந்த பாதுகாப்பை பெறுவது நோயாளியின் உரிமையாகும். அதை உறுதி செய்வது மருத்துவமனை நிர்வாகத்தின் கடமை. சுகாதாரமான சூழல், நோய் தடுப்பு வழிமுறைகள் அடங்கிய, சுகாதாரமான குடிநீர், கழிவு நீர் வெளியேற்றும் வசதிகள் ஆகியவற்றை வழங்குவது ஆகியவை நோயாளியின் பாதுகாப்பை உறுதி செய்வதாக கருதப்படும்.

ஒவ்வொரு மருத்துவமனையும் இந்த வசதிகளை (NABH) தரத்திற்கோ, அல்லது அதற்கு ஈடான பிற தரத்தின் அளவிலோ வழங்க வேண்டும். ஒவ்வொரு நோயாளியும் சரியான மருத்துவ நெறிமுறைப்படி (Ethics) முறையில் உபசரிக்கப்படுவதையும் சிகிச்சை பெறுவதையும் உறுதி செய்வதும் பராமரிப்பதும் மருத்துவமனை நிர்வாகத்தின் கடமை ஆகும்.

ஆஷிஷ் குமார் மஜும்தார் *(Ashish Kumar Mazumdar)*

என்பவர் பத்ரா மருத்துவமனையில் *(Batra Hospital)* காய்ச்சலுக்காக உள்நோயாளியாக 27.10.1988 அன்று அனுமதிக்கப்படுகிறார். அவருக்கு மருத்துவமனையின் 3வது தளத்தில், எண்.305 கொண்ட ஒரு அறை ஒதுக்கப்படுகிறது. அவருக்கு அதிக அளவில் காய்ச்சலும் அதன் காரணமாக பிரமை *(delirious)* பிடித்தும் காணப்படுகிறார். அவருடன் தங்கியிருந்த அவரது தங்கை காஜல் *(kajal)*, 31.10.1988 க்கும் 1.11.1988 இடைப்பட்ட இரவில், அறையில் நோயாளி ஆஷிஷ் குமார் இல்லை என்பதை உணர்கிறார். உடனடியாக அவர், பொறுப்பில் இருந்த நர்சிடம் நோயாளி காணாமல் போனதை தெரிவிக்கிறார். உடனடியாக, மருத்துவமனை ஊழியர்கள் நோயாளியை வளாகம் முழுக்க தேடத் துவங்குகின்றனர். மருத்துவமனையில் இருந்த ஒரு காவலாளி, தரை தளத்தில் அதுவும் நோயாளி அனுமதிக்கப்பட்டிருந்த 305ம் அறையின் சன்னலில் இருந்து 150 அடி தொலைவில் நோயாளியை சுயநினைவற்ற நிலையில் கண்டறிகிறார்.

மூன்றாவது தளத்திலிருந்து கீழே விழுந்ததன் காரணமாக நோயாளியின் முதுகுத் தண்டில் *fracture* ஏற்பட்டு, அவரது தண்டு வடம் *(Spinal cord)* பாதிப்பிற்குள்ளாகிறது. இதன் காரணமாக அந்த நோயாளியின் இரு கால்களும் செயல் இழக்கின்றன.

அவர் சிகிச்சை முடிந்து வீடு திரும்பியவுடன், தன் இரு கால்களும் செயல் இழந்ததற்கு காரணம் மருத்துவமனையின் சேவை குறைபாடு என்று கூறி நஷ்ட ஈடு கேட்டு வழக்கு தொடுக்கிறார். கீழ் நீதிமன்றமும், அதை தொடர்ந்து உயர் நீதிமன்றமும் நோயாளியின் வாதத்தை ஏற்றுக்கொண்டு நஷ்ட ஈடு வழங்குமாறு மருத்துவமனைக்கு உத்தரவு பிறப்பிக்கிறது. டெல்லி உயர் நீதிமன்ற உத்தரவுப்படி பாதிக்கப்பட்ட நோயாளிக்கு 7 லட்ச ரூபாய் நஷ்டஈடும் *(12% annum வட்டியும்)* வழங்க உத்தரவிடப்படுகிறது.

இதை எதிர்த்து உச்ச நீதிமன்றத்திற்கு மருத்துவமனை நிர்வாகம் மேல்முறையீடு செய்கிறது. மேல்முறையீட்டின் வாதத்தில் மருத்துவமனை தரப்பு, "நோயாளி அனுமதிக்கப்பட்டிருந்த அறையில், நோயாளியின் சகோதரி

attender ஆக தங்க அனுமதிக்கப்பட்டிருந்தது. நோயாளி, தனது சகோதரி அறையில் இருக்கும்போதே அறையிலிருந்து ஜன்னல் வழியாக கீழே குதித்துவிட்டார். இதில் மருத்துவமனையின் அஜாக்கிரதையோ, சேவை குறைபாடோ எதுவும் இல்லை" என்று வாதிடப்படுகிறது.

ஆனால், உச்ச நீதிமன்றம் அவ்வாதத்தை ஏற்க மறுத்து நோயாளி சிகிச்சையில் இருக்கும்போது அவரை கவனித்துக்கொள்ளும் பொறுப்பும், பாதுகாப்பு அளிக்கும் பொறுப்பும் மருத்துவமனை நிர்வாகத்தை சார்ந்தது என்று கூறி நோயாளிக்கு சாதகமாக, இது மருத்துவமனையின் சேவை குறைபாடு என்று உத்தரவிடுகிறது.

மருத்துவமனையில் சிகிச்சையின்போது அலட்சியம் காரணமாக நோயாளிக்கு இழப்பு ஏற்பட்டால் அது மருத்துவ சேவையின் குறைபாடாகவே கருதப்படும். அதேபோல,, அல்லது செலுத்தப்பட்ட கட்டணத்திற்கு ஈடான தரமான மருத்துவ சேவை (standard of care) வழங்கப்படாவிட்டாலும், அதுவும் மருத்துவ சேவை குறைபாடாகும். அத்தகைய குறைபாடுகளுக்காக புகார் தெரிவிக்கவும் சட்ட ரீதியாக நிவாரணம் தேடிக்கொள்ளவும் நோயாளிகளுக்கு உரிமை உள்ளது.

நோயாளிக்கு தரமான சிகிச்சை அளிப்பதும், மருத்துவ அலட்சியங்களால் உயிரிழப்பு / சேதம்/ பாதிப்பு ஏற்படாமல் நோயாளியை பாதுகாப்பதும் சிகிச்சை அளிக்கும் மருத்துவரின் கடமை ஆகும். இதில் மருத்துவமனை நிர்வாகத்திற்கும் கூட்டுப் பொறுப்பு உள்ளது.

மாற்று சிகிச்சை முறையை நாடுவதற்கான உரிமை

இந்தியாவில் நவீன மருத்துவத்திற்கு *(modern medicine)* இணையாக பல்வேறு வகை மாற்று மருத்துவ *(alternative medicine)* முறைகள் பிரபலமாக உள்ளன. பல நோயாளிகளுக்கு மாற்று மருத்துவ முறைகள் மூலமாக நோய்க்கு முழு தீர்வை எட்டிவிட முடியும் என்ற எண்ணமும் நம்பிக்கையும் உள்ளது.

சூழ்நிலையை கருத்தில் கொண்டு, நோயாளிக்கு மாற்று முறையில் சிகிச்சை அளிக்க வாய்ப்பு இருந்தால், மாற்று சிகிச்சை முறையை நாடும் உரிமையும் நோயாளிக்கு உண்டு.

பிற சிகிச்சைக்கான தேர்வுகள் அனைத்தையும் கருத்தில் கொண்டு, தற்போது வழங்கப்பட்டு வரும் சிகிச்சையை விட நல்ல பலன் கொடுக்கும் சிகிச்சைமுறையை நாடும் பொருட்டு, நோயாளி தனக்கு வழங்கப்பட்டு வரும் சிகிச்சையை மறுக்க அவருக்கு உரிமை உண்டு. ஆனால், இவ்வாறு சிகிச்சை மறுத்தலின் காரணமாக ஏதேனும் பாதிப்பு

ஏற்படுமானால் அதற்கான முழு பொறுப்பும் நோயாளியையும்/ அவருடைய உடன் இருப்பவரையும் மட்டுமே சாரும். இதனால் ஏற்படும் இழப்புகளுக்கு மருத்துவரையோ (அ) மருத்துவமனை நிர்வாகத்தையோ பொறுப்பாக்க முடியாது.

மருத்துவரின் ஆலோசனைக்கு எதிராக, நோயாளி தனது சொந்த பொறுப்பில் மருத்துவமனை வளாகத்தை விட்டு வெளியேறினால், அவரது இந்த செய்கை எவ்வளவு மோசமான பின்விளைவை அவரது உடல்நிலையில் ஏற்படுத்தினாலும், அதை காரணம் காட்டி நோயாளியின் மற்ற உரிமைகள் மறுக்கப்படக்கூடாது.

நோயாளிக்கு இருக்கும் பிற சிகிச்சை வழிமுறைகள் குறித்து மருத்துவமனை நிர்வாகம் அவருக்கு தெரிவிக்க வேண்டும். அதேபோல் மருத்துவமனை நிர்வாகம், நோயாளியின் தேர்வு செய்யும் உரிமையை மதித்து நடத்தல் வேண்டும். நோயாளிக்கு உள்ள பிற சிகிச்சை வழிமுறைகள் குறித்து அவரிடம் எழுத்துப்பூர்வமாக தெரிவித்தலும், அதற்கான ஒப்புகையை பெற்றுக்கொள்வதும் மருத்துவமனை நிர்வாகத்தின் பணியாகும்.

மருந்து வாங்கும் இடத்தை தேர்வு செய்வதற்கான உரிமை

மருத்துவரோ அல்லது மருத்துவமனையோ, ஒரு குறிப்பிட்ட மருந்தை மருந்து பரிந்துரைத்த பிறகு, அதை பதிவு செய்யப்பட்ட எந்த **மருந்துக்கடையில்** வாங்கவேண்டும் என முடிவு செய்ய நோயாளிக்கும் அவரது பராமரிப்பாளருக்கும் உரிமை உள்ளது.

மருத்துவரோ அல்லது மருத்துவமனையோ, ஒரு குறிப்பிட்ட மருத்துவ பரிசோதனையை பரிந்துரைத்த பிறகு, அந்த மருத்துவ சோதனையை பதிவு செய்யப்பட்ட எந்தவொரு **மருத்துவ பரிசோதனைக் கூடத்தில்** செய்வது என்பதை முடிவு செய்ய நோயாளிக்கும் அவரது பராமரிப்பாளருக்கும் உரிமை உள்ளது.

நோயாளி, அவர் பரிந்துரைக்கப்பட்ட மருந்தை/ மருத்துவ சோதனையை அங்கீகரிக்கப்பட்ட எந்தவொரு மருந்தகம்/பரிசோதனைக் கூடத்தில் வேண்டுமானாலும் பெறலாம் என்பதை சிகிச்சையளிக்கும் மருத்துவர்/ மருத்துவமனை நிர்வாகம் அவருக்கு தெரியப்படுத்த

வேண்டும். நோயாளி தன் சுய விருப்பத்தின் பேரில் இவ்வாறு ஒரு குறிப்பிட்ட மருந்தகம்/பரிசோதனைக் கூடத்தை தேர்ந்தெடுக்கும்போது, அது எந்தவகையிலும் அவருக்கு மருத்துவரால்/மருத்துவமனையில் வழங்கப்பட்டு வரும் சிகிச்சையை எவ்விதத்திலும் பாதிக்கப்படக்கூடாது.

மீனு ஜெயின் *(Meenu Jain)* என்ற பெண் *Guillain–Barré syndrome (GBS)* என்ற விநோதமான நோயால் பாதிக்கப்படுகிறார். சரியான சிகிச்சை அளிக்காவிடில், இந்தநோய் நரம்பு மண்டலத்தை செயலிழக்க செய்து உயிரிழப்பை ஏற்படுத்தக்கூடியது. *25.05.2009* அன்று மீனு ஜெயின் ஒரு தனியார் கார்ப்பரேட் மருத்துவமனையில் அனுமதிக்கப்படுகிறார். அவரது கணவர், சிகிச்சைக்கான ஒப்புகை படிவங்களில் கையொப்பம் இடுகிறார். சிகிச்சைக்காக அனுமதிக்கப்பட்ட நாளில் அவர் *Ventilator* இல் வைக்கப்படுகிறார். அவருக்கு *Injection. Iviglob Ex* எனும் உயிர்காக்கும் மருந்து தினமும் ஐந்துமுறை வீதம் ஐந்து நாட்களுக்கு வழங்கப்படவேண்டும் எனவும், ஒரு *Injection* இன் *MRP* ரூ.*9,000* என தெரிவிக்கப்படுகிறது. பின்னர் ஒரு *Injection* இன் *MRP* ரூ.*18,990/-* எனவும் தெரிவிக்கப்படுகிறது. இந்த மருந்துகளை வெளி மருந்துக்கடையில் இருந்து வாங்கினால் *30* முதல் *40 %* அளவிற்கு *MRP* விலையிலிருந்து தள்ளுபடி வழங்கப்படுகிறது என்றும், அதனால் வெளியிலிருந்து மருந்து வாங்கிவர அனுமதி தர வேண்டும் எனவும் மீனுவின் கணவர் கோருகிறார். அனால் அதற்கு மருத்துவமனை நிர்வாகம் மறுப்பு தெரிவித்தது. பின்னர், மருத்துவமனையில் உள்ள மருந்தகத்திலிருந்து வாங்கப்பட்டு நோயாளிக்கு அளிக்கப்பட்டது. *13.06.2009* அன்று மீனு ஜெயின் சிகிச்சை முடிந்து வீடு பூரண நலமுடன் வீடு திரும்புகிறார். சிகிச்சை கட்டணமாக ரூ.*6,82,965* ஐ, அவரது கணவர் செலுத்துகிறார்.

அதன்பிறகு தன் மனைவிக்கு வழங்கப்பட்ட *Injection* களின் கவர், பேட்சு எண் உள்ளிட்ட விவரங்களை மருத்துவமனை நிர்வாகத்திடம் கேட்டு விண்ணப்பிக்கிறார். அவ்விவரங்கள் கிடைக்கப்பெறாததால், நுகர்வோர்

தீர்ப்பாயத்தில் வழக்கு தொடர்கிறார் மீனுவின் கணவர்.

அதில், வெளி மருந்தகங்களில் குறைந்த விலையில் அதே மருந்து கிடைக்கும்போது, மருத்துவமனையில் உள்ள மருந்தகத்தில் தான் மருந்து வாங்க வேண்டும் என்று கட்டாயப்படுத்தியதும், மருந்தை கூடுதல் விலைக்கு விற்றதும் தவறு என்று வாதிடுகிறார். மருத்துவமனை நிர்வாகம், தாங்கள் MRP விலையிலேயே அம்மருந்தை விற்றதாகவும், கூடுதல் விலைக்கு விற்கவில்லை எனவும் வாதிட்டது. இறுதியில், நுகர்வோர் தீர்ப்பாயம் வெளிமருந்தகத்தில் மருந்தை வாங்கக்கூடாது என்று கூறியது தவறு எனவும், விலை கொடுத்து அம்மருந்தை வாங்கியவர் என்னும் முறையில் தன் மனைவிக்கு வழங்கப்பட்ட Injection களின் கவர், பேட்சு எண் உள்ளிட்ட விவரங்களை தெரிந்துகொள்ள மனுதாரருக்கு உரிமை உள்ளது எனவும் தீர்ப்பளித்தது. மேலும் மனுதாரருக்கு நஷ்ட ஈடு வழங்கவும் உத்தரவிட்டது. இதை எதிர்த்து மருத்துவமனை நிர்வாகத்தால் செய்யப்பட்ட மேல்முறையீட்டிலும், மருந்தகம் 10-20% மட்டுமே லாபம் பெறலாம், அதை விட கூடுதல் லாபத்திற்கு மருந்து விற்கப்படக்கூடாது எனவும், மனுதாரருக்கு ரூ. 78,000/- நஷ்ட ஈடு வழங்கவேண்டும் எனவும் தேசிய நுகர்வோர் தீர்ப்பாயம், மாநில நுகர்வோர் தீர்ப்பாயத்தின் முந்தைய தீர்ப்பை உறுதிசெய்தது.

மருத்துவ கவுன்சிலில் பதிவு செய்து மருத்துவம் பார்க்கும் மருத்துவர் (Registered Medical Practioner), தன்னால் பரிந்துரை (Prescribe) செய்யப்பட்ட மருந்துகளை, நோயாளிக்கு தானே வழங்கலாம். Drug & Cosmetics Rules 1945 இன் Schedule K வில் (Item No.5) நோயாளிக்கு மருத்துவர் நேரடியாக மருந்துகளை அளிக்க வழிவகை செய்கிறது. Clause 6.3 of MCI Code of Medical Ethics ம் நோயாளிக்கு மருத்துவர் நேரடியாக மருந்துகளை அளிக்க வழிவகை செய்கிறது. ஆனால், மருந்துகளை தன்னிடம்தான் வாங்க வேண்டும் என்று மருத்துவர், நோயாளியை கட்டாயப்படுத்த முடியாது.

பரிந்துரை மற்றும் இடமாறுதலுக்கான உரிமை

இந்தியாவின் ஒரு முன்னேற்றமடையாத ஒரு மாநிலத்தில், கிராமப்புறத்தில் வசிக்கும் ஒருவர் சாலை விபத்தில் காயமடைகிறார். அவரை அருகில் உள்ள மருத்துவ மனைக்கு அவரது உறவினர்கள் எடுத்துச் செல்கிறார்கள். தொடர்ந்து காயமடைந்தவரின் நிலை மோசமாகிக்கொண்டே வருகிறது. அங்கு அவரை பரிசோதித்த மருத்துவர், மூளையில் இரத்தக்கசிவு இருக்கிறதா என்று பார்க்க உடனடியாக CT Scan பரிசோதனை எடுத்துப் பார்க்க வேண்டும் என்றும், நகரத்தில் உள்ள பெரிய மருத்துவமனைக்கு சிகிச்சைக்காக அவரை அழைத்து செல்லவேண்டும் என்றும் அந்த மருத்துவர் பரிந்துரைக்கிறார். சுற்று வட்டாரத்தில் 70 கிலோ மீட்டர் தொலைவில் எவ்வித பெரிய மருத்துவமனையும் இல்லாத நிலையில், போக்குவரத்திற்கு போதிய வசதி இல்லாத சூழலில் எவ்வாறு உறவினர்கள் காயமடைந்தவரை 70 கிலோமீட்டர் தொலைவிற்கு கொண்டு செல்ல இயலும்? இத்தகைய சூழலில் கீழ்க்காணும் உரிமைகளை தெரிந்து வைத்துக்கொள்வது அரசு மருந்துவத்துறையின் உதவியை

எளிதில் பெற உதவக்கூடும்.

நோயாளிக்கு, தடையற்ற தொடர் சிகிச்சை (continuum of care) பெற உரிமை உள்ளது. நோயாளி முதன்முதலில் சிகிச்சைக்காக செல்லும் மருத்துவமனையில், சிகிச்சை பெற்றதாக பதிவு செய்துகொண்டு தொடர் சிகிச்சை பெற உரிமை உள்ளது. மேலும் அதை தொடர்ந்து வெவ்வேறு மருத்துவமனைகளில் மாறுதல் (transfer/referral) பெற்று சிகிச்சை எடுத்துக்கொண்டாலும் அனைத்து மருத்துவமனைகளிலும் பதிவு செய்துகொள்ள உரிமை உள்ளது.

நோயாளி ஒரு மருத்துவமனையிலிருந்து இன்னொரு மருத்துவமனைக்கு சிகிச்சைக்காக இடமாற்றம் செய்யப்பட்டால், நோயாளி அல்லது நோயாளியின் உடன் இருப்பவருக்கு இடமாற்றம் செய்யப்படுவதற்கான தக்க காரணம் என்ன என்று தெரிந்துகொள்ள உரிமை உள்ளது. இடமாற்றம் செய்யாமல் சிகிச்சை அளிக்க வேறு என்ன வழிகள் உள்ளன என்பதையும், இடமாற்றம் செய்யும் முறையை கருத்தில் கொண்டு வேறு என்னென்ன சாத்தியக் கூறுகள் உள்ளது என்பதை அறியும் உரிமையும் இதில் அடங்கும்.

மேலும், எந்த மருத்துவமனைக்கு நோயாளி இடமாற்றம் செய்யப்படுகிறாரோ அந்த மருத்துவமனை நிர்வாகத்தால் இந்த நோயாளி ஏற்றுக்கொள்ளப்படுவார் என்பதையும் மருத்துவமனை நிர்வாகம், இடமாறுதலுக்கு முன்பே உறுதிப்படுத்த வேண்டும். அத்தகைய உறுதிப்படுத்துதல் இல்லாமல் நோயாளி இடமாற்றம் செய்யப்பட்டு, அதனால் அவருக்கு ஏதேனும் இழப்பு ஏற்படுமானால் அதற்கு முழுப் பொறுப்பும் முந்தைய மருத்துவமனை நிர்வாகத்தை சார்ந்ததே.

நோயாளி மருத்துவமனையிலிருந்து சிகிச்சை நிறைவு பெற்று வெளியேற்றப்பட்ட பின்னர், அவருக்கு என்ன மாதிரியான தொடர் சிகிச்சைக்கான தேவை இருக்கும் என்பதை மருத்துவமனை நிர்வாகம் நோயாளிக்கு/உடன்

இருப்பவருக்கு தெரிவிக்க வேண்டும்.

நோயாளி வேறு மருத்துவமனைக்கு இடமாற்றம் செய்யபடுவதையோ, அல்லது இரண்டாவது பரிந்துரையை வேறு மருத்துவமனை/மருத்துவரிடமிருந்து பெறவோ அவருக்கு உதவுவது சிகிச்சை அளிக்கும் மருத்துவமனை நிர்வாகத்தின் கடமையாகும்.

வேறு மருத்துவமனைக்கோ, உயர் சிகிச்சை மருத்துவரிடமோ, மருத்துவ பரிசோதனைக் கூடத்திற்கோ, ஊடுகதிர் / ஒளிப்படவியல் சோதனைக் கூடத்திற்கோ இடமாற்றம் செய்யபடுவது முழுக்க முழுக்க நோயாளியின் நலனுக்காக மட்டுமே செய்யப்பட வேண்டும். இவ்வகை இடமாற்றம் தரகு, ஊக்கத்தொகை மற்றும் இன்னபிற வியாபார ரீதியான நோக்கத்திற்காக இருக்கக் கூடாது. நோயாளியின் நலன் சார்ந்து மட்டுமே இருக்க வேண்டும்.

மருத்துவ ஆய்வுகளின் (CLINICAL TRIALS) போது பாதுகாப்பு பெறும் உரிமை

A என்பவர் நீண்ட பல மாதங்களாக நுரையீரல் தொடர்புடைய ஒரு நோயால் பாதிக்கப்பட்டிருக்கிறார். பல மருத்துவர்களிடம் சிகிச்சை பெற்றும், பல்வேறு மருந்துகளை உட்கொண்டும் அந்த நோயை குணப்படுத்த முடியவில்லை. நண்பர் ஒருவரின் பரிந்துரையின் பேரில், அருகில் உள்ள பெருநகரத்தில் உள்ள ஒரு நுரையீரல் சிறப்பு சிகிச்சை மருத்துவமனைக்கு செல்கிறார்.

அவரை பரிசோதித்த மருத்துவர்கள், சில மருந்துகளை பரிந்துரைக்கின்றனர். ஒரு வாரம் மருந்து உட்கொண்ட பிறகு மீண்டும் அதே மருத்துவமனைக்கு செல்கிறார். அவரை பரிசோதித்துவிட்டு, அவர் பாதிக்கப்பட்டிருக்கும் நோய்க்கு *X* என்ற ஒரு சிறப்பு மருந்து வெளிநாட்டில் உள்ளது என்று தெரிவிக்கின்றனர். அந்த மருந்தை சிறப்பு அனுமதியின் பேரில்

வெளிநாட்டிலிருந்து தருவித்து, இந்த நோயாளிக்கு வழங்க முடியும் என்றும் தெரிவிக்கின்றனர்.

அந்த நோயாளியும் அதற்கு ஒப்புக்கொள்கிறார். வெளிநாட்டிலிருந்து அம்மருந்தை தருவிக்க சிறப்பு அனுமதி பெறுவதற்கான விண்ணப்பம் செய்ய வேண்டும் என்று கூறி, மருத்துவமனை நிர்வாகத்தால் பல்வேறு படிவங்களிலும் ஆவணங்களிலும் கையெழுத்து பெறப்படுகிறது. அடுத்த சில நாட்களிலேயே, வெளிநாட்டிலிருந்து மருந்து பெறப்பட்டுவிட்டதாகக் கூறி நோயாளிக்கு அம்மருந்து நோயாளியின் உடலில் செலுத்தப்படுகிறது.

சில நாட்களுக்குப்பின் நோயாளியின் உடல்நிலை மோசமடைகிறது. அதன்காரணமாக திரும்ப அதே மருத்துவமனைக்கு செல்கிறார் அந்த நோயாளி. திரும்பவும் அதே மருந்து செலுத்தப்படுகிறது. அடுத்தடுத்த நாட்களில் அவரது உடல்நிலை மிகவும் மோசமாகிறது. உடல் சோர்ந்து படுக்கையில் கிடந்த அந்த நோயாளியை அவரது வீட்டின் அருகே உள்ள வேறு ஒரு மருத்துவர் பரிசோதிக்கிறார். பரிசோதனைக்குப் பிறகு அவருக்கு என்னென்ன மருந்துகள் கொடுக்கப்படுகின்றன என்பதை வினவுகிறார். அப்போது வெளிநாட்டு மருந்தான *X* பற்றியும், கடந்த ஒரு மாத காலமாக நோயாளிக்கு அந்த மருந்து வழங்கப்பட்டு வருவதும் அவருடைய கவனத்திற்கு வருகிறது. சில நிமிடங்கள் அம்மருத்துவர் தனது அலைபேசியில் எதையோ ஆராய்ந்துவிட்டு, வெளிநாட்டில் கண்டுபிடிக்கப்பட்ட மருந்து மூலக்கூறு *X* ன் வீரியம் மற்றும் பாதுகாப்புத்தன்மை *(Efficacy and safety)* கண்டறியும் மனித சோதனை *(Human clinical Trial)* ஒன்றில் தன்னை ஈடுபடுத்திக் கொண்டதால் வந்த பிரச்சனை இது என்று விளக்குகிறார். நோயாளி *A*வுக்கும் அவரது குடும்பத்தினருக்கும் இது அதிர்ச்சி அளிக்கிறது. நல்லவேளையாக, உரிய நேரத்தில் கண்டறியப்பட்டதால், நோயாளி காப்பாற்றப்பட்டார்.

மேற்சொன்ன நிகழ்வு கற்பனையானது தான். ஆனால், இது நடக்காத ஒரு நிகழ்வு அல்ல. *Clinical trial* இல்

பங்கேற்பதற்காகத்தான் ஒப்புகை படிவம் வாங்குகிறோம் என்று வெளிப்படையாக கூறாமல், வெறுமனே கையெழுத்து மட்டும் வாங்கி வைத்துக் கொண்டு பல நோயாளிகளை பல clinical trail இல் பங்குபெற வைத்துள்ள நிகழ்வுகள் நடந்திருக்கின்றன.

நோயாளிகளின் உரிமைகளில், clinical trials க்கு இவ்வளவு முக்கியத்துவம் தரப்பட வேண்டுமா என்ற சந்தேகம் உங்களுக்கு எழக்கூடும். இந்தூரைச் சேர்ந்த ஸ்வஸ்திய அதிகார் மாஞ்ச் என்ற அமைப்பு உச்ச நீதிமன்றத்தில் 2012 ம் ஆண்டு ஒரு வழக்கு (Swasthya Adhikar Manch and Ors v. Union of India (UOI)) தொடுக்கிறது. அதில் unethical clinical trials ஐ முறைப்படுத்தவும் சரியான வழிகாட்டு நெறிமுறைகளை வரையறுக்கவும் கோருகிறது. இவ்வழக்கில் மத்திய அரசு தாக்கல் செய்த பதில் மனு அதிர்ச்சி அளிக்கும் வகையில் இருந்தது. அதில், "இந்தியாவில் நடந்த clinical trials இல், 475 trials குறித்த எந்தவித விபரங்களும் மத்திய அரசிடம் இல்லை" என்று தெரிவிக்கப்படுகிறது.

இப்படிப்பட்ட சூழலில், அந்த 475 trials இல் பங்குபெற்ற பல்லாயிரக்கணக்கான நோயாளிகள் யார் என்ற விவரம் மத்திய அரசிடம் இருப்பதற்கோ, அந்த trials இல் வழங்கப்பட்ட மருந்துகளால் எத்தனை நோயாளிகள் பக்க விளைவுகள் ஏற்பட்டு இறந்தார்கள் என்ற விவரங்கள் இருப்பதற்கோ வாய்ப்பு இல்லை. பங்குபெற்றவர்களின் விவரங்களே இல்லாதபோது, அதில் பாதிப்பு அடைந்தவர்களுக்கு அரசு எப்படி இழப்பீடு வாங்கித்தரும்?

ஆகவே, இந்தியாவில் மருத்துவ ஆய்வுகள் (clinical trails) நடத்தப்படும்போது, என்னென்ன சட்ட விதிகள் பின்பற்றப்பட வேண்டும் என்பதையும்; அவ்விதிகள் நோயாளிகளுக்கு என்னென்ன உரிமைகளை வழங்கியிருக்கின்றன என்பதையும் தெரிந்து வைத்துக் கொள்வது பல நேரங்களில் நம்மை பாதுகாக்க உதவும்.

எந்த ஒரு நபரோ/ நோயாளியோ மருத்துவ ஆய்வில் *(Clinical Trial)* ஈடுபடுத்திக் கொள்வதற்காக தொடர்பு கொள்ளப்பட்டிருந்தால், அந்த ஆய்வின் போது, தனது பாதுகாப்பை உறுதி செய்துகொள்வதற்கான முழு உரிமை அவருக்கு உள்ளது.

அனைத்து மருத்துவ ஆய்வுகளும் மத்திய மருந்துகள் தரக்கட்டுப்பாட்டு ஆணையம் *(Central Drugs Standard Control organisation),* இந்திய ஒன்றியத்திற்கான மருத்துவ இயக்குனரகம் *(Directorate General of Health Services, Government of India),* ஆகியவற்றால் வழங்கப்பட்ட நெறிமுறைகளின்படியும் வழிகாட்டல்களின்படியும் மட்டுமே செய்யப்பட வேண்டும்.

மருத்துவப் பொருள்கள் மற்றும் அழகுசாதனப் பொருள்கள் சட்டம் *(1940)* மற்றும் அச்சட்டத்தின்படி பரிந்துரைக்கப்பட்ட விதிகள் *(1945),* ஆகியவை கீழ்காணும் உரிமைகளை நோயாளிகளுக்கு வழங்கியுள்ளது.

a) மருத்துவ ஆய்வில் நோயாளி பங்குபெறுவது, அவரிடம் மருத்துவ ஆய்வின் சாதக பாதகங்கள், அதனால் ஏற்படக்கூடிய பக்க விளைவுகள், ஆய்வில் பங்குபெறுவதால் நோயாளிக்கு கிடைக்கும் பலன்கள் ஆகியவற்றை விளக்கி, அறிவிக்கப்பட்ட ஒப்புகை *(Informed Consent)* வாங்கிய பின்னரே நடக்க வேண்டும். நோயாளிக்கு, அவர் கையொப்பமிட்ட அறிவிக்கப்பட்ட ஒப்புகை படிவத்தின் *(Informed Consent Form)* நகல் வழங்கப்பட வேண்டும். அந்த படிவத்தில் நோயாளி பங்குபெற விரும்பும் மருத்துவ ஆய்வைப்பற்றிய குறைந்தபட்ச தகவல்களும், ஆய்வில் இந்நோயாளி பங்கேற்கிறார் என்பதை உறுதிப்படுத்தும் தகவலும் அடங்கியிருக்க வேண்டும்.

b) மருத்துவ ஆய்வில் பங்கேற்கவோ, அல்லது மறுக்கவோ நோயாளிக்கு உரிமை உள்ளது. அவ்வாறு அவர் பங்கேற்க மறுத்தால், எக்காரணம் கொண்டும்

அவருக்கு வழங்கப்பட்டு வரும் வழக்கமான சிகிச்சை பாதிக்கப்படக் கூடாது.

c) நோயாளிக்கு அவர் பங்குபெறும் மருத்துவ ஆய்வில் சோதனை செய்யப்படும் மருந்தின்/மருத்துவ வழிமுறையின் பெயர், மருந்தின் வீரியம்/Dose, மருந்து கொடுக்கப்பட்ட தேதிகள் (Dosage உடன்), மருந்து வழங்கப்பட்ட காலம் (Duration of administration) ஆகியவை குறித்து எழுத்துப்பூர்வமாக தெரிவிக்கப்பட வேண்டும்.

d) மருத்துவ ஆய்வில் பங்கேற்கும் நோயாளியின் தனியுரிமை காக்கப்பட வேண்டும். அவரிடமிருந்து பெறப்பட்ட அனைத்து தகவல்களும் பாதுகாப்பாக வைக்கப்பட வேண்டும்.

e) மருத்துவ ஆய்வில் பங்கேற்கும் நோயாளிக்கு, ஆய்வில் கொடுக்கப்பட்ட மருந்தால் அல்லது ஆய்வு செய்யப்படும் மருத்துவ வழிமுறையால் ஏதேனும் பாதகமான விளைவுகள் (Adverse Events) ஏற்பட்டால் அதற்கான முழு சிகிச்சையும் இலவசமாக வழங்கப்பட வேண்டும். அவருக்கு ஏற்பட்ட பாதிப்பானது, செய்யப்படும் மருத்துவ ஆய்வுடன் தொடர்புடையதா இல்லையா என்பதை கருத்தில் கொண்டு சிகிச்சை நிறுத்தப்பட/மறுக்கப்படக் கூடாது. நோயாளிக்கு தேவைப்படும் காலம் வரை அல்லது, அவருக்கு ஏற்பட்ட விளைவானது மருத்துவ ஆய்வால் ஏற்படவில்லை என உறுதிப்படுத்தும் வரை சிகிச்சையானது தங்குதடையின்றி தொடர்ந்து வழங்கப்பட வேண்டும்.

மருத்துவ ஆய்வின் காரணமாக நோயாளியின்: உடலில் ஏதேனும் குறைபாடு (Impairment) அல்லது இயலாமை (Disability) ஏற்பட்டால் அதற்கான இழப்பீடு (Compensation) வழங்கப்பட வேண்டும்.

மருத்துவ ஆய்வின் காரணமாக நோயாளியின் உயிருக்கு இழப்பு ஏற்படுமானால், அவரை சார்ந்துள்ள குடும்பத்தினருக்கு அதற்கான இழப்பீடு பெற்றுக் கொள்ள முழு உரிமை உள்ளது.

f) மருத்துவ ஆய்வில் பங்கு பெறும் நோயாளிகளுக்கு, ஆய்வுக்காலத்தில் ஆய்வுடன் தொடர்பற்ற (அல்லது) ஆய்வு செய்யப்படும் மருத்துவ வழிமுறையுடன் தொடர்பற்ற வேறேதும் நோய் ஏற்படுமானால் அதற்கான துணை உதவிகளும் *(Ancillary care)* வழங்கப்பட வேண்டும். துணை உதவிகள் என்பது, மருத்துவ சிகிச்சை அல்லது மருத்துவமனை(களு)க்கான பரிந்துரையாக இருக்கலாம். **இது நோயாளிக்கு ஏற்படும் நோய், அவர் பங்குபெறும் ஆய்வின் தன்மை உள்ளிட்டவைகளுக்கு ஏற்ப சூழ்நிலைகளைக் கருத்தில் கொண்டு முடிவெடுக்கப் படும்.**

g) மருத்துவ ஆய்வில் பங்குபெறும் நோயாளிகளுக்கு காப்பீடு வழங்குவதற்கான, நிறுவனம் சார்ந்த வழிமுறைகள் *(Institutional Mechanism)* வகுக்கப்பட வேண்டும். அந்த காப்பீட்டில் மருத்துவ சிகிச்சைக்கான செலவு, ஆய்வுக்களத்தில் ஏற்படும் நோய்களுக்கான துணை உதவிகள், குறைபாடு/உயிரிழப்பிற்கான இழப்பீடு வழங்குதல் ஆகியவை அடங்க வேண்டும். இவ்வழிமுறைகள், அந்நிறுவனத்தின் நெறிமுறைக் குழுவால் *(Ethics Committee)* பரிந்துரைக்கப்பட வேண்டும்.

h) மருத்துவ ஆய்வின் முடிவில் அதில் பங்குபெற்ற நோயாளிக்கு, ஆய்வின் பலன்கள் (ஆய்வு செய்யப்பட்ட மருந்து/ஆய்வு செய்யபட்ட மருத்துவ வழிமுறை) வழங்கப்பட வேண்டும்.

மருத்துவ ஆய்வின்போது மத்திய அரசு, மற்றும் மாநில அரசு சார்ந்த நிறுவனங்களின் மருத்துவ ஆய்விற்கான

நெறிமுறைகள் அனைத்தும் பின்பற்றப்படுவதை உறுதி செய்வது மருத்துவ ஆய்வை நடத்தும் மருத்துவரின்/மருத்துவமனையின் தலையாய கடமையாகும்.

மருத்துவ ஆய்வில் பங்கேற்கும் நோயாளி, மருத்துவ ஆய்வு பங்கேற்பாளர் என்றே குறிப்பிடப்பட/அழைக்கப்பட வேண்டும். இந்திய மருத்துவ ஆராய்ச்சிக்கழகத்தின் மனிதர்களில் செய்யப்படும் மருத்துவ ஆய்வு நெறிமுறைகள் *(ICMR National ethical guidelines for Biomedical and Health research involving human participants, 2017)* – இன்படி நடத்தப்பட வேண்டும். ICMR வழிகாட்டுதல்களின் படியே ஆய்வு நடக்கிறது என்பதை, மருத்துவ ஆய்வு நடைபெறும் நிறுவனத்தின் நெறிமுறைக்குழு *(ethics committee)* உறுதிப்படுத்த வேண்டும். மருத்துவ ஆய்வில் பங்கேற்கும் நோயாளிகளிடம், அறிவிக்கப்பட்ட ஒப்புகை படிவம் *(Informed Consent Form)* பெறப்பட வேண்டும். ஆய்வில் பங்கேற்பவர்கள், எளிதில் பாதிக்கப்படக்கூடிய மக்களாக *(vulnerable population)* இருப்பின் அவர்களை பாதுகாக்க தேவையான கூடுதல் நடவடிக்கைகள் எடுக்கப்பட வேண்டும். ஆய்வில் பங்கேற்பவர்களின் கண்ணியம், தனியுரிமை காக்கப்பட வேண்டும். இது அவரின் உரிமையாகும். பங்கேற்பாளர்களின் தகவல்கள் பாதுகாப்பாக வைக்கப்பட வேண்டும்.

மருத்துவ ஆய்வில் பங்கேற்பதன் காரணமாக, ஆய்வில் பங்கேற்பாளர்களின் உடல்நிலை, மனநிலை ஆகியவற்றிலோ சட்டவிதிமீறல், சமூக மற்றும் பொருளாதார ரீதியான பாதிப்புகள் ஏதுமோ ஏற்படுமானால் அதற்கான இழப்பீட்டை (அந்த பாதிப்புகளை மதிப்பீடு செய்தபிறகு) பணமாகவோ அல்லது அதற்கு ஈடான வேறுவகையிலோ பெற்றுக் கொள்ள முழு உரிமை உள்ளது. இவ்வகை இழப்பீடானது, நிரந்தர குறைபாடு *(Impairment)* அல்லது இயலாமை *(Disability)*க்கு மட்டுமின்றி தற்காலிகமாக ஏற்படும் இழப்புகளுக்கும் பொருந்தும்.

மருத்துவ ஆய்வின் பலன்கள் அதில் பங்குபெற்றவர்களுக்கும், பங்கு பெற்ற சமூகம்/மக்களுக்கு வழங்கப்பட வேண்டும். மருத்துவ ஆய்வின்போது மத்திய அரசு, மற்றும் மாநில அரசு சார்ந்த நிறுவனங்களின் மருத்துவ ஆய்விற்கான நெறிமுறைகள் அனைத்தும் பின்பற்றப்படுவதை உறுதி செய்வது மருத்துவ ஆய்வை நடத்தும் மருத்துவரின்/மருத்துவமனையின் கடமையாகும்.

நோயாளியின் விருப்பத்தின் பேரில் வெளியேறும் உரிமை

நோயாளி தனது விருப்பத்தின் பேரில் மருத்துவமனையிலிருந்து வெளியேறும் உரிமை அவருக்கு உள்ளது. கட்டணம் முழுமையாக செலுத்தாமை உள்ளிட்ட காரணங்களுக்காக நோயாளியை தடுத்துவைக்கும் உரிமை மருத்துவருக்கோ, மருத்துவமனை நிர்வாகத்திற்கோ இல்லை.

நோயாளியின் உயிருக்கு இழப்பு ஏற்பட்டு விட்டால், நோயாளியின் உடலை அவரது கவனிப்பாளர்/குடும்பத்தினரின் விருப்பத்திற்கு முரணாக மருத்துவமனையில் வைத்திருக்க உரிமை இல்லை. கட்டணம் முழுமையாக செலுத்தாமை உள்ளிட்ட காரணங்களுக்காக நோயாளியின் உடலை தடுத்து வைத்திருந்தாலும்/ செயல்முறை சார்ந்த விஷயங்களுக்காக வைத்திருந்தாலும் அது மருத்துவமனை நிர்வாகத்தால் செய்யப்படும் சட்ட விதிமீறல் ஆகும்.

சிகிச்சை பெற்ற நோயாளியின் உரிமைகளை மதித்து நோயாளியை/நோயாளியின் உடலை சட்ட விதிகளை மீறாமல் முறைப்படி வெளியேற்றுவது மருத்துவமனை நிர்வாகத்தின் பொறுப்பாகும்.

சிங்கு (Chinku) என்பவர் தலையில் பலத்த காயங்களுடன் மார்ச் 29, 2014 அன்று மும்பை SevenHills மருத்துவமனையில் அனுமதிக்கப்படுகிறார். அங்கு அவருக்கு அறுவை சிகிச்சை செய்யப்படுகிறது. அங்கு சிகிச்சை தரமாக அளிக்கப்படவில்லை எனவும், வசூலிக்கப்படும் கட்டணங்களில் குளறுபடிகள் உள்ளன எனவும் மருத்துவமனையின் தலைமை செயல் அதிகாரிக்கு, சிங்குவின் சகோதரர், பிரஜாபதி (Prajapati) கடிதம் எழுதுகிறார். அதற்கு எவ்வித பதிலும் கிடைக்கப்பெறவில்லை. நோயாளியின் உடல்நிலையில் முன்னேற்றம் ஏற்படாததால், அவரை டிஸ்சார்ஜ் செய்து வேறு ஒரு மருத்துவமனையில் சேர்க்கவேண்டும் என விரும்புகிறார். ஆனால் செவன்ஹில்ஸ் மருத்துவமனை நிர்வாகம், சிகிச்சை கட்டணம் முழுவதுமாக செலுத்தப்படவில்லை என்பதை காரணம் காட்டி, டிஸ்சார்ஜ் செய்ய மறுத்து விடுகிறது. இதை தொடர்ந்து பிரஜாபதி மும்பை உயர்நீதிமன்றத்தை நாடுகிறார். உயர் நீதிமன்றம், அந்தேரி (கிழக்கு) காவல்துறைக்கு செவன்வெல்ஸ் மருத்துவமனை ஊழியர்கள் மீதும் மருத்துவர்கள் மீதும், நோயாளியை சட்டத்துக்கு புறம்பாக அடைத்து வைத்தமைக்காக இந்திய தண்டனை சட்டத்தின் பிரிவுகளின்படி வழக்கு பதிவு செய்து நடவடிக்கை எடுக்குமாறு பணித்தது.

இந்திய தண்டனை சட்டத்தின் கீழ்க்காணும் பிரிவுகள் சட்டத்துக்கு புறம்பாக அடைத்து வைத்தலையும் அதற்கான தண்டனையையும் வரையறுக்கின்றன.

IPC 339 சட்ட விரோதமாக (தடுத்து) வைத்தல் : எந்தத் திசையிலேனும் செல்வதற்கு உரிமை பெற்றுள்ள எவரையும், அந்தத் திசையில் செல்லவிடாமல், அவரைத் தம்மிச்சையாகத்

தடுக்கிற எவரொருவரும், அவரைச் சட்டவிரோதமான வகையில் தடுத்துவைப்பதாக சொல்லப்படுகிறார்.

IPC 340 சட்ட விரோதமாக (அடைத்து) வைத்தல் : வரம்புக்குட்படுத்தும் குறிப்பிட்ட எல்லைக்கு அப்பால் செல்லாத முறையில் எவரையேனும் சட்ட விரோதமான வகையில் தடுத்துவைக்கும் எவரொருவரும், அவரைச் 'சட்டவிரோதமான வகையில்' அடைத்து வைப்பதாகச் சொல்லப்படுகிறார்.

IPC 341 சட்ட விரோதமாக (தடுத்து) வைத்தலுக்கான தண்டனை : எவரையேனும் சட்டவிரோதமான வகையில் தடுத்துவைக்கிற எவரொருவரும், ஒரு மாதம் வரை நீடிக்கக்கூடிய ஒரு காலஅளவுக்கு மெய்க்காவல் தண்டனையோ, அல்லது ஐந்நூறு ரூபாய் வரை அபராதமோ, அல்லது இரண்டுமோ விதித்து தண்டிக்கப்படுதல் வேண்டும்.

IPC 342 சட்ட விரோதமாக (அடைத்து) வைத்தலுக்கான தண்டனை : எவரையேனும் சட்டவிரோதமான வகையில் அடைத்து வைக்கிற எவரொருவரும், ஓராண்டு வரை நீடிக்கக்கூடிய ஒரு கால அளவுக்கு சிறைத் தண்டனை வகைகள் இரண்டில் ஒன்றோ, அல்லது ஆயிரம் ரூபாய் வரை அபராதமோ, அல்லது இரண்டுமோ விதித்து தண்டிக்கப்படுதல் வேண்டும்.

IPC 343 மூன்று அல்லது அதற்கு மேற்பட்ட நாட்களுக்கு சட்ட விரோதமாக அடைத்து வைத்தல்: எவரையேனும் மூன்று அல்லது அதற்கு மேற்பட்ட நாட்களுக்கு சட்ட விரோதமாக அடைத்து வைக்கிற எவரொருவரும், இரண்டு ஆண்டுகள் வரை நீடிக்கக்கூடிய ஒரு காலஅளவுக்கு சிறைத் தண்டனை வகைகள் இரண்டில் ஒன்றோ, அல்லது அபராதமோ அல்லது இரண்டுமோ விதித்து தண்டிக்கப்படுதல் வேண்டும்.

IPC 344 பத்து அல்லது அதற்கு மேற்பட்ட நாட்களுக்கு சட்ட விரோதமாக அடைத்து வைத்தல்: எவரையேனும் பத்து அல்லது அதற்கு மேற்பட்ட நாட்களுக்கு சட்ட விரோதமாக

அடைத்து வைக்கிற எவரொருவரும், மூன்று ஆண்டுகள் வரை நீடிக்கக்கூடிய ஒரு காலஅளவுக்கு சிறைத் தண்டனை வகைகள் இரண்டில் ஒன்று விதித்து தண்டிக்கப்படுத்தல் வேண்டும். மற்றும் அவரை அபராதத்திற்கு உள்ளாக்கவும் செய்யலாம்.

தேவேஷ் சிங் சவுகான் vs அரசு *(Devesh Singh Chauhan Vs state)* வழக்கில், டெல்லி உயர் நீதிமன்றம் வழங்கிய தீர்ப்பில் நிலுவையில் உள்ள சிகிச்சை கட்டணத்தை வாங்குவதற்காக, மருத்துவமனை நிர்வாகம் இறந்த நோயாளியின் உடலை தன் கட்டுப்பாட்டில் வைத்திருப்பது தவறு என்று தீர்ப்பளித்துள்ளது.

அரசால் இயற்றப்பட்ட எந்தவொரு சட்டமும் செலுத்தப்படாத கட்டண நிலுவையை காரணம் காட்டியோ, அல்லது சிகிச்சைக்காக அனுமதிக்கப்பட்டுள்ள நோயாளியின் விருப்பத்திற்கு மாறாகவோ மருத்துவமனையில் இருந்து *discharge* செய்யாமல் வைத்திருப்பது தவறு என்று நேரடியாக சொல்லவில்லை. ஆனாலும், அவ்வாறு வைத்திருப்பது இந்திய தண்டனை சட்டத்தின் கீழ் சட்ட விரோதமாக அடைத்து வைத்தலாக கருதப்பட்டு, முதல் தகவல் அறிக்கை பதியப்படும் குற்றம் என்பதற்கு மேற்சொன்ன இரு வழக்குகளும் உதாரணமாகும்.

இந்திய தண்டனை சட்டம் உள்ளிட்ட அனைத்து சட்டங்களையும் www.indiacode.nic.in/ என்ற இணையதளத்தில் இலவசமாக பதிவிறக்கலாம். இந்த தளத்தை, கீழ்க்காணும் QR Code ஐ scan செய்வதன் மூலமாகவும் திறக்கலாம்.

நோயாளியின் ஆரோக்கிய கல்விக்கான உரிமை

ஒவ்வொரு நோயாளிக்கும் ஆரோக்கிய கல்விக்கான *(Health Education)* உரிமை உள்ளது. அதன்படி,

a. நோயாளி தனக்கு ஏற்பட்டுள்ள நோயின் தன்மை குறித்தும்,

b. ஆரோக்கியமான வாழ்விற்கு கடைபிடிக்க வேண்டிய பழக்கவழக்கங்கள் குறித்தும்

c. நோயாளியின் கடமைகள் மற்றும் உரிமைகள் குறித்தும் ,

d. தான் பாதிக்கப்பட்டுள்ள நோய்க்கான சிகிச்சைக்கு உதவும் மருத்துவகாப்பீட்டு திட்டங்கள் குறித்தும்

e. ஒருவேளை அம்மருத்துவமனை அறக்கட்டளை சார்பில் நடத்தப்படும் மருத்துவமனை எனில் அந்த நோயாளிக்கு கிடைக்ககூடிய கூடுதல் சலுகைகள் குறித்தும்,

f. மருத்துவமனையில் சேவைகுறைபாடுகள் (சிகிச்சையின் போது கவனக்குறைவால் ஏற்படும்

குறைபாடுகள், சிகிச்சை கட்டணம் நிர்ணயித்தல்/கூடுதல் கட்டணம், மருத்துவமனையில் உள்ள உள்கட்டமைப்பு வசதிகளில் உள்ள குறைபாடுகள் உட்பட) இருப்பின் அதுதொடர்பாக யாரிடம் புகார் செய்து நிவாரணம் தேடுவது என்பது உள்ளிட்ட விஷயங்களை தெரிந்துகொள்ள அவருக்கு உரிமை உள்ளது.

மேற்கண்ட விஷயங்களை நோயாளி புரிந்துகொள்ளக்கூடிய வகையில், எளிதாக, அவர் அறிந்துள்ள மொழியில் விளக்குவது சிகிச்சை அளிக்கும் மருத்துவருக்கும், மருத்துவமனை நிர்வாகத்துக்கும் கடமையாகும்.

கொரோனா நோய்த் தொற்று தொடர்பான தமிழ்மொழி உள்ளிட்ட பல்வேறு இந்திய மொழிகளிலான வீடியோக்களும், இன்னபிற ஆரோக்கிய கல்வி வீடியோக்களும் Yumetta Foundation இன் இணையதளத்தில் உள்ளது.

https://www.yumetta.org/covid-19/videos/tamil/

புகார் தெரிவித்தல் மற்றும் மேல்முறையீட்டிற்கான உரிமை

நோயாளிக்கும், நோயாளியின் காப்பாளருக்கும் வழங்கப்படும் சிகிச்சை மற்றும் மருத்துவமனையில் உள்ள வசதிகள் தொடர்பாக பின்னூட்டம்(*Feedback*) அளிக்கவும், கருத்து *(comment)* தெரிவிக்கவும், புகார் *(complaint)* தெரிவிக்கவும் உரிமை உள்ளது. ஒருவேளை நோயாளி சிகிச்சை முடிந்து வீடு திரும்பியிருப்பின், முன்னர் பெற்ற சிகிச்சை தொடர்பாகவும் புகார் தெரிவிக்க அவருக்கு உரிமை உள்ளது.

மேற்கூறப்பட்ட உரிமைகள் மறுக்கப்பட்டாலோ, அதன் காரணமாக வேதனை/சிரமம் ஏற்பட்டாலோ அதற்காக புகார் செய்து நிவாரணம் தேடிக்கொள்ள நோயாளி/காப்பாளருக்கு உரிமை உள்ளது. இத்தகைய புகார்களை, மருத்துவமனையில் நியமிக்கப்படுள்ள சிறப்பு அதிகாரியிடம் தெரிவிக்கலாம். பெரும்பாலான மருத்துவமனைகளில், மருத்துவமனை கண்காணிப்பாளர் *(Medical Superintendent)* இத்தகைய புகார்களை பெறுவார்.

அத்துடன் மாவட்ட சுகாதாரப் பணிகளுக்கான இணை இயக்குனருக்கும் *(Deputy Director of Health)* புகார் தெரிவிப்பது சேவைக் குறைபாடை விரைந்து சரிசெய்ய உதவும்.

மேற்கொண்டு அரசால் அமைக்கப்பட்டுள்ள ஒழுங்குமுறை ஆணையத்திடமும் புகார் தெரிவிக்கலாம். ஒழுங்குமுறை ஆணையம் என்பது மாநில அரசால் அமைக்கப்பட்டுள்ள நோயாளிகளின் உரிமைகள் தீர்ப்பாயமாகவோ *(Patients' Rights Tribunal Forum)*, மருத்துவ சேவைகள் ஒழுங்குமுறை ஆணையம் *(Clinical Establishment Regulatory Authority)* ஆகவோ இருக்கலாம்.

அனைத்து புகார்களும் பதிவு செய்யப்பட்டு, அதன் மேல் எடுக்கப்பட்ட நடவடிக்கைகள் என்ன என்பதை கண்காணிப்பதும் உறுதி செய்யப்பட வேண்டும். நோயாளிக்கும், நோயாளியின் காப்பாளருக்கும் தான் தெரிவித்த புகாரின் மீது எடுக்கப்பட்ட நடவடிக்கை என்ன என்பதை பதினைந்து நாட்களுக்குள் எழுத்துப்பூர்வமாக தெரிவிக்க வேண்டும்.

புகார்களை விசாரிக்கவும், அதன் மீது நடவடிக்கை எடுக்கவும் தேவையான சுயசார்பு குழு/அமைப்பு/அலுவலர் ஏற்படுத்தப்பட்டதை மருத்துவமனை நிர்வாகம் உறுதி செய்ய வேண்டும்.

இறந்த நோயாளிகளின் உரிமைகள்

நோயாளிகள் மருத்துவமனையில் இறக்கும்போது, அவரது உறவினர்களின் மனநிலையை கருத்தில் கொண்டு கண்ணியமான முறையில் அவரது உடல் கொடுக்கப்பட வேண்டும்.

நோயாளியின் இறந்த நேரம் குறித்த தகவல்களை மருத்துவரும் (அல்லது) மருத்துவப்பணியாளரும் அவரது உறவினர்களுக்கு தெரிவிக்க வேண்டும்.

நோயாளியின் உடலை நன்கு பாதுகாத்து எவ்வித சேதமும் இன்றி உறவினர்களிடம் ஒப்படைக்க வேண்டும்.

மருத்துவ சட்டத்தின்பேரில் உடலை பிரேத பரிசோதனை (Post-mortem) செய்ய வேண்டும் எனில், உறவினர்களுக்கு தகவல் தெரிவித்துவிட்டே சரியான நேரத்தில் பரிசோதனை செய்ய வேண்டும்.

சில நோயாளிகள் இறந்தபின் தங்கள் உடலை தானம் செய்ய விரும்புவார்கள். சிலர் தங்கள் உறுப்புகளை தானம் (organ donation) செய்ய விரும்புவார்கள். மருத்துவமனை நிர்வாகம், அதற்கு தேவையான நடவடிக்கைகளை உடனடியாக எடுக்க வேண்டும்.

இறந்த நோயாளி, ஏற்கனவே கண்தானம் செய்ய பதிவு செய்திருந்தால், அதனை அவர் இறந்த பிறகு குடும்பத்தினரின் ஒப்புதலுடனேயே உடலிலிருந்து எடுக்க வேண்டும்.

மூளைச்சாவு (brain death) அடைந்த பின் நோயாளியின் நன்றாக இயங்கும் உறுப்புகளை, பிறருக்கு மாற்று அறுவை சிகிச்சைக்காக தர விரும்பினால் அதற்கான நடவடிக்கையையும் மருத்துவமனை விரைந்து எடுக்க வேண்டும்.

நோயாளியின் இறப்பிற்குப்பின்னரும் அவரது நோய் தொடர்பான விஷங்களின் ரகசியம் காக்கப்பட வேண்டும். மேலும், நோயாளி அனுமதி கொடுத்திருந்த நபர்களுடன் மட்டுமே நோய் தொடர்பான விஷயங்கள் பகிரப்பட வேண்டும்.

அரசியலமைப்பின் ஷரத்து 21 வாழ்க்கை மற்றும் தனிப்பட்ட சுதந்திரத்திற்கான பாதுகாப்பை, குடிமக்களின் அடிப்படை உரிமையாக வரையறுக்கிறது.

ஷரத்து 21 : எந்த நபரின் வாழ்க்கையையும் அல்லது தனிநபர் சுதந்திரத்தையும், சட்டத்தால் ஏற்படுத்தப்பட்ட நடைமுறைகளில் தவிர பிற வழிகளில் மீறக்கூடாது.

பரமானந் கட்டாரா -எதிர்- யூனியன் ஆப் இந்தியா (Pt. Parmanand Katara Vs union of India (1995) (3) SCC 248) வழக்கில் 1995 ம் ஆண்டு வழங்கப்பட்ட தீர்ப்பில், அரசியலமைப்பு சட்டத்தின் ஷரத்து 21 ஆனது இறந்தவர்களுக்கும் பொருந்தும் என்று குறிப்பிட்டுள்ளது. எனவே, இது இறந்த நோயாளிகளின் உடல்களுக்கும் பொருந்தும்.

ஆகவே, நிலுவையில் உள்ள சிகிச்சை

கட்டணத்திற்காக இறந்த நோயாளியின் உடலை தனது பாதுகாப்பில் வைத்துக் கொண்டு, குடும்பத்தினரிடம் தர மறுப்பது மட்டுமின்றி, குடும்பத்தினரின் ஒப்புகை இல்லாமல் பிரேத பரிசோதனை (Post-mortem) செய்வதும் குற்றமாகும்.

பிரேத பரிசோதனை குறித்த சந்தேகங்கள் பலருக்கு உள்ளன. அதை, மிகவும் சுருக்கமாக இங்கு பார்க்கலாம்.

பிரேதபரிசோதனை/ உடற்கூறு சோதனை (Post-mortem /autopsy) இரண்டு வகைப்படும்.

நோயியல் உடற்கூறு சோதனை (Pathological autopsy) : இது, நோயுற்று இறந்தவர், என்ன காரணத்தினால் இறந்தார் என்பதை கண்டறிவதற்காக நடத்தப்படும் உடற்கூறு சோதனை ஆகும். இது சிகிச்சை அளிக்கும் மருத்துவரின் பரிந்துரை (அல்லது) இறந்த நோயாளியின் குடும்பத்தினரின் வேண்டுதலின் பேரில் செய்யப்படும்.

மருத்துவ-சட்ட உடற்கூறு சோதனை (Medico-legal autopsy): பொதுவாக குற்ற செயல்களால் இறந்தவர்களின் உடல்களையும், அடையாளம் தெரியாத நபரின் உடலையும் செய்யும் உடற்கூறு சோதனை இதுவாகும். அவர் இறந்ததற்கான காரணம் என்ன என்று அறிய, காவல்துறையினர் வழக்கும் பிரேத விசாரணை (inquest) ஐ பெற்றுக்கொண்டு மருத்துவரால் இதனை நடத்த முடியும். காவல்துறையினரின் ஆணைப்படி மட்டுமே இந்த உடற்கூறு சோதனை செய்யப்படும்.

நோயியல் உடற்கூறு சோதனை (Pathological autopsy)யை செய்வதற்கு குடும்பத்தினரின் ஒப்புகை (consent) அவசியம். ஒப்புகை இல்லாமல் உடற்கூறு சோதனை செய்யப்பட்டால், உடற்கூறு சோதனை செய்த மருத்துவரை பிரேதத்தை சேதப்படுத்தியதற்காக சட்டப்படி தண்டிக்கலாம். அதே நேரத்தில், மருத்துவ-சட்ட உடற்கூறு சோதனை (Medico-legal autopsy) செய்வதற்கு குடும்பத்தினரின் ஒப்புகை (consent) தேவையில்லை.

மருத்துவ கவனக்குறைவால் மரணம் ஏற்பட்டிருப்பதாக சந்தேகம் ஏற்பட்டால் செய்யவேண்டியவை

மருத்துவ கவனக்குறைவு (Medical Negligence) நடந்தால் கீழ்க்காணும் படிகளை பின்பற்றுவது, உங்களுக்கு நீதி கிடைக்கும் வாய்ப்பை அதிகப்படுத்தும்.

உயிரிழப்பு ஏற்படுமானால், பிரேத பரிசோதனை செய்ய வலியுறுத்தவும்.

பிரேத பரிசோதனையை அடிப்படையாக வைத்து இந்திய தண்டனைச்சட்டம் (IPC) 304 இன்படி காவல்துறையில் புகார் அளிக்கவும்.

பிரேத பரிசோதனை செய்யப்படாவிட்டாலும்,

காவல்துறையில் புகார் தெரிவிக்கவும்.

இந்திய மருத்துவக்கவுன்சிலின் (Code of Ethics & Regulations, 2002) இன் பிரிவு 1.3.2 ஐ குறிப்பிட்டு, நோயாளியின் முழுமையான மருத்துவ விவரங்களை கொடுக்குமாறு எழுத்துப்பூர்வமாக மருத்துவமனையிடம் விண்ணப்பிக்கவும்.

அனைத்து மருத்துவமனைகளும் (அரசு / தனியார் / டிரஸ்ட்), விண்ணப்பம் பெறப்பட்ட 72 மணி நேரத்திற்குள் மருத்துவ விவரங்களை அளிக்க வேண்டும். (format for medical records application: see annexure)

மாநில மருத்துவ கவுன்சிலுக்கும், தேசிய மருத்துவ கவுன்சிலுக்கும், மாநில சுகாதாரத்துறைக்கும் சம்பவம் தொடர்பான புகார் கடிதத்தை உரிய மருத்துவ ஆவணங்கள் மற்றும் ஆதாரங்களுடன் அனுப்பவும்.

புகாருடன் மருத்துவ ஆவணங்கள் மற்றும் ஆதாரங்களில் நகல்களை மட்டுமே இணைத்து அனுப்பவும். அசல் (Original) எக்காரணம் கொண்டும் அனுப்பப்படக் கூடாது.

குறுக்கு விசாரணையின்போது உங்கள் தரப்பு வாக்குமூலம் (Statement) ஐ பதிவு செய்ய மனதளவில் தயாராக இருக்கவும். குறுக்கு விசாரணை முடிந்தவுடன் உங்கள் வாக்குமூலத்தின் சான்றிட்ட நகல்களை (Certified copies of recorded statements) முடிந்தஅளவு உடனடியாக கேட்டுப்பெறவும்.

அடுத்த ஆறு மாதங்கள் வரை காத்திருக்கவும். ஒருவேளை, மாநில மருத்துவ கவுன்சில் நடவடிக்கை எடுக்கவில்லை எனில் டெல்லி தேசிய மருத்துவ கவுன்சிலுக்கு அப்புகாரை மாற்ற விண்ணப்பம் செய்யவும்.

சுகாதாரத்துறை நடவடிக்கை எடுக்காவிடில் மாநில லஞ்ச ஒழிப்புத் துறைக்கோ/ லோக் ஆயுக்தா விற்கோ (State Vigilance Officer/ Lokayukta) புகார் அனுப்பவும்.

சிகிச்சை அளித்த மருத்துவமனை *NABH (National Accreditation Board of Hospitals and Healthcare Providers)* அல்லது *Joint Commission International (JCI)* இன் கீழ் தரச்சான்று பெற்றுள்ள மருத்துவமனையா என்று பார்க்கவும். அவ்வாறு தரச்சான்று பெற்றிருப்பின் *NABH* ற்கோ அல்லது *JCI* கோ புகார் அனுப்பவும்.

நீதிமன்றத்தில் உரிமையியல் வழக்கு *(Civil Suit)* தொடுப்பதன் மூலம் நஷ்ட ஈடு பெறலாம். குற்றவியல் வழக்கு *(Criminal Case)* தொடர்வதன் முலம் குற்றம் நிரூபிக்கப்பட்டால், சிவில் வழக்கு சம்பவ நாளிலிருந்து *2* ஆண்டுகளுக்குள் தொடுப்பதற்கான சாத்தியக்கூறுகளை ஆராயவும்.

வழக்கு தொடரும் முன் ஒரு தேர்ந்த மருத்துவர் மற்றும் மருத்துவம் சார்ந்த வழக்குகளில் நிபுணத்துவம் பெற்ற வழக்கறிஞர்களின் உதவியை நாடவும். இதன்மூலம், எந்த எந்த இடங்களில் மருத்துவ கவனக்குறைவு சிகிச்சையின்போது ஏற்பட்டுள்ளது என்பதை *supporting documentation* மூலம் குறிப்பிட முடியும்.

உங்களது அசல் ஆவணங்கள் *(original documents),* இரசீதுகள், குற்றத்தை உறுதி செய்யும் எந்தவொரு சான்றுகளையும் *(evidence)* வழக்கறிஞர்களிடமோ, நண்பர்களிடமோ, எந்தவொரு அமைப்பை சார்ந்தவரிடமோ *(PBT* உட்பட*)* கொடுக்காதீர்கள். வழக்கு தாக்கல் செய்ய அவசியம் ஏற்படும் பட்சத்தில் அதை உறுதி செய்து கொண்டு உரிய சான்றிட்ட நகல்களை கைவசம் வைத்துக் கொண்டு வழக்கில் ஆவணங்களை தாக்கல் செய்யவும். *PBT – Patients for better treatment* என்பது மருத்துவ கவனக்குறைவால் பாதிக்கப்பட்டவர்கள் சட்டப்படி நிவாரணம் தேடிக்கொள்ள உதவும் ஒரு தன்னார்வ அமைப்பாகும்.

முடிந்த அளவு நீதிமன்றத்திலும், அசல் ஆவணங்களை சமர்ப்பிக்காமல் (நீதிபதி/விசாரணை அதிகாரியிடம் அசல் ஆவணத்தை காட்டிய பிறகு) *attested photocopies* ஐ மட்டும் சமர்ப்பிக்கவும்.

நோய்களிலிருந்து பாதுகாப்பு பெறும் உரிமை

எந்தவொரு நோயையும் குணப்படுத்துவதை விட, அந்த நோய் வராமல் தற்காத்துக் கொள்வதே சிறந்தது என்றே மருத்துவத்தில் கற்பிக்கப்படுகிறது.

தன் மக்களை நோய்களிலிருந்து காப்பாற்றும் தலையாய பொறுப்பு அரசாங்கத்தை சார்ந்தது. அதன் காரணமாகவே, அரசு பல்வேறு தடுப்பூசி/தடுப்பு மருந்துகளை இலவசமாக மக்களுக்கு அளிக்கிறது. இது தெரியாமல் பல நேரங்களில் பெற்றோர்கள், தனியார் மருத்துவமனைகளில் வீணாக பணச்செலவு செய்து தடுப்பு மருந்துகளை குழந்தைகளுக்கு அளிக்கின்றனர். தனியார் மருத்துவமனைகளும், அரசாங்கம் பரிந்துரைத்த தடுப்பு மருந்துகளை கொடுக்கும்படி பரிந்துரைப்பதுடன், இந்திய குழந்தை மருத்துவக் கழகம் (Indian Academy of Paediatrics) போன்ற தனியார் மருத்துவ சங்கங்கள் பரிந்துரைக்கும் கூடுதல் தடுப்பு மருந்துகளையும் கொடுக்கக் கூறி நிர்ப்பந்திக்கின்றனர். இதனால் பெற்றோர்களுக்கு கூடுதல் பொருட்செலவு ஏற்படுகிறது. ஆகவே, அரசாங்கத்தால் என்னென்ன

தடுப்பு மருத்துகள் இலவசமாக தரப்படுகிறது என்பதை கீழ்க்காணும் அட்டவணை மூலம் தெரிந்துகொள்ளலாம்.

அந்த அட்டவணையில் உள்ள தடுப்பூசிகள் அரசாங்கத்தால், கட்டாயமாக போட வேண்டும் என்று பரிந்துரைக்கப்பட்டவை. இது தவிர உள்ள பிற தடுப்பூசிகளை தனியார் மருத்துவமனைகளில் இருந்து பெற்றுக்கொள்வது, அவரவரின் பொருளாதார வசதியைப்பொறுத்தது.

தடுப்பூசி போடுவதால் உடல் நலனுக்கு தீங்கு என்று பல யூடியூப் வீடியோக்களும் பார்த்துவிட்டு,

தடுப்பூசி போடலாமா? வேண்டாமா ??.....??? என்ற குழப்பம் இன்று பலருக்கும் வருகிறது. இந்த சந்தேகத்தையும், உங்களுக்கு புரியும் வகையில் இங்கு விளக்குவது நல்லதாக இருக்கும் என்று நினைக்கிறேன்.

இன்று கொரோனா வைரஸ் தொற்று உலகம் முழுவதும் பரவி மனிதகுலத்தை ஆட்டிப்படைக்கிறது. அதற்கு மருந்து கண்டுபிடிக்கவும், தடுப்பு மருந்து கண்டுபிடிக்கவும் உலக நாடுகள் போட்டி போடுகின்றன. ஒரு மாதத்திற்குள் கொரோனா தடுப்பு மருந்தை கண்டுபிடித்து சந்தைப்படுத்துவோம் என்று ஒரு சாராரும், அதற்கு குறைந்தபட்சம் *1 ½* ஆண்டுகள் ஆகும் என்று மற்றொரு சாராரும் மக்களை குழப்பத்திற்குள்ளாக்கி உள்ளனர். ஆனால் ஒன்று மட்டும் நிச்சயம். புதிதாக ஒரு நோய்க்கிருமி வரும்போது, அதற்கான தடுப்பு மருந்தை தயாரிக்க அதிக நாட்களாகும். இதே கொரோனா *5* ஆண்டுகளுக்கு பிறகு மீண்டும் தாக்குகிறது என்று வைத்துக்கொள்வோம். அன்று அதை எதிர்கொள்ள நம்மிடம் தடுப்பு மருந்து இருக்கக்கூடும். அப்படியானால், அதை எதிர்கொள்வது, இன்றைய நிலைமை விட மிகவும் எளிதாக இருக்கும். கிட்டத்தட்ட இதைத்தான் தடுப்பூசியும் நம் உடலில் செய்கிறது.

புதியதாக ஒரு நோய்க்கிருமி நம் உடலில் நுழையும்போது, இரத்த வெள்ளை அணுக்களும், பிற

நோய்தடுப்புக்காரணிகளும் அந்த நோய்க்கிருமியை அழிப்பதற்கான Formula வை தேடும். அதாவது, உடலில் உள்ள வேதியல் மூலக்கூறுகளை என்னென்ன விகிதத்தில் கலந்தால் நோய்க்கிருமியை அழிக்கும் மருந்தை உருவாக்கலாம் என்பதே Formula ஆகும். உடலால், அத்தகைய Formula வை உருவாக்க முடிந்தால் அக்கிருமி அழிக்கப்படும். பிரச்சனை என்னவென்றால், அந்த Formula வை நமது உடல் உருவாக்க சிறிது காலம் (சில வாரங்கள் அல்லது சில மாதங்கள்) பிடிக்கும். அதற்குள் அந்த நோய்க்கிருமியால், பாதிக்கப்பட்டவரின் உடல் உறுப்புகளுக்கு பெரிய அளவில் பாதிப்புகள் ஏற்படவில்லை என்றால், அவர் அதிலிருந்து எளிதாக குணமடைந்து விடுவார்.

மாறாக, Formula-வை உருவாக்குவதற்குள் அந்த நோய்க்கிருமியால், பாதிக்கப்பட்டவரின் உடல் உறுப்புகளுக்கு பெரிய அளவில் பாதிப்புகள் ஏற்பட்டுவிட்டால், Formula உருவாகும் முன்னரே அவர் உயிரிழக்கக்கூடும்.

தடுப்பூசியின் வேலை, Formula உருவாக்கும் நேரத்தை குறைப்பது மட்டுமே. பொதுவாக தடுப்பூசியில் இருப்பது, நோய்உருவாக்கும் திறன் நீக்கப்பட்ட/கொல்லப்பட்ட நோய்க்கிருமி தான். இதனை உள்செலுத்தும்போது, உடலில் நோயை அக்கிருமியால் ஏற்படுத்த முடியாது. ஆனால், நமது உடலின் இரத்த வெள்ளை அணுக்கள் அதனை உண்மையான நோய்உண்டாக்கும் திறனுள்ள கிருமியாகவே கருதி அதை அழிக்கும் Formula வை உருவாக்கும். தடுப்பூசி செலுத்தப்பட்ட சில மாதங்களுக்கு பின்னர், உண்மையிலேயே நோய்க்கிருமி அவரை தாக்குகிறது என்று வைத்துக்கொள்வோம். ஏற்கனவே கண்டுபிடித்து வைத்துள்ள Formula வை வைத்து தடுப்பு மருந்தை சில மணிநேரத்திற்குள் உருவாக்கி அந்த நோய்க்கிருமியை உடனடியாக உடல் அழித்துவிடும்.

ஆக, அரசாங்கம் அறிவித்துள்ள அனைத்து தடுப்பு மருந்துகளையும் குழந்தைகளுக்கு அளிப்பது ஒவ்வொரு பெற்றோரின் கடமையாகும். அருகிலுள்ள அரசு ஆரம்ப சுகாதார நிலையத்திற்கோ அல்லது அரசு மருத்துவமனைக்கோ

சென்று தடுப்பூசிகளை இலவசமாக பெற்று பயன்பெறலாம்.

தற்போது சில கொரோனா தடுப்பூசி ஆய்வுகள் முழுமையாக முடியவில்லை என்ற சர்ச்சைகளும் இருக்கத்தான் செய்கின்றன. மேற்கண்ட விளக்கம், தேசிய தடுப்பூசி அட்டவணைக்கு *(National immunization Schedule)* மட்டுமே கொடுக்கப்பட்டுள்ளது. மேற்கண்ட தேசிய தடுப்பூசி அட்டவணையில் வழங்கப்படும் தடுப்பூசிகளின் முழுமையான ஆய்வுகள் முடிக்கப்பட்டு உலக அளவில் ஏற்றுக்கொள்ளப்படுள்ளது.

அரசின் காப்பீட்டு திட்டத்தின் மூலம் பயன்பெறும் உரிமை

தமிழகத்தை பொறுத்தவரை 2009ம் ஆண்டிலிருந்தே மருத்துவக்காப்பீடு திட்டம் செயல்படுத்தப்பட்டு வருகிறது. கலைஞர் காப்பீட்டு திட்டம் என்ற பெயரில் அறிமுகப்படுத்தப்பட்ட அந்த திட்டமானது, ஒவ்வொரு குடும்பத்திற்கும் தலா ஒரு லட்சம் மதிப்புள்ள மருத்துவ காப்பீட்டை வழங்கியது. மொத்தம் 1.34 குடும்பங்கள் இத்திட்டத்தின் மூலம் பயன்பெற்றன. 2012 ம் ஆண்டிலிருந்து முந்தைய காப்பீட்டு திட்டம் மேம்படுத்தப்பட்டு ஆண்டுக்கு ரூபாய் ஒரு லட்சம் வீதம் (நான்கு ஆண்டுகளுக்கு), முதலமைச்சர் விரிவான காப்பீட்டு திட்டம் (CHIEF MINISTER COMPREHENSIVE HEALTH INSURANCE SCHEME – TAMIL NADU) என்ற பெயரில் செயல் படுத்தப்பட்டது. சில குறிப்பிட்ட சிகிச்சை முறைகளுக்கு ரூபாய் இரண்டு லட்சம்

வழங்கப்பட்டது. 2017 ம் ஆண்டுவரையில் இத்திட்டத்தில் 1.57 கோடி குடும்பங்கள் இத்திட்டத்தில் இணைந்துள்ளன.

முதலமைச்சர் விரிவான மருத்துவ காப்பீட்டு திட்டத்தில் (CMCHISTN), ஆண்டு வருமானம் Rs.1,20,000 த்திற்கும் குறைவான வருமானம் கொண்டுள்ள அனைத்து குடும்பங்களும் பயனாளர்களாக சேர இயலும். தற்போது இத்திட்டத்தில் உள்ள குடும்பம் ஒவ்வொன்றும் ஆண்டுக்கு ரூபாய் 5 லட்சம் வரைக்கான காப்பீட்டு சலுகைகளை பெற்றுக்கொள்ளும் வழிவகைகள் செய்யப்பட்டுள்ளன.

இத்திட்டத்தில் சேர்ந்துள்ள பல பயனாளர்களுக்கு அடையாள அட்டை வழங்கப்படாமல் உள்ளது. ஆகவே, இத்திட்டத்தில் தங்களது குடும்ப அட்டை இணைக்கப்பட்டுள்ளதா என்பதை தெரிந்துகொள்ள *https://claim.cmchistn.com/Payer/PayerMembersearch.aspx* என்ற இணையதளப் பக்கத்தில் , குடும்ப அட்டையின் *(Smart Ration Card)* எண் ஐ பதிவு செய்து CMCHIS காப்பீட்டு திட்டத்திற்கான பயனாளர் அடையாள அட்டையை *(E-card)* பதிவிறக்கம் செய்துகொள்ளலாம்.

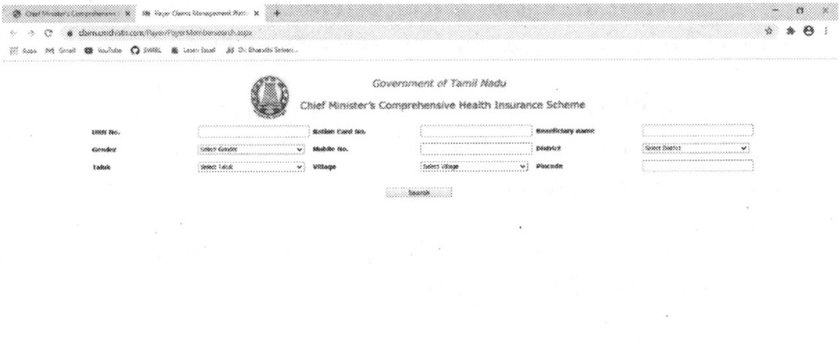

படம் 1 : பயனாளர் அடையாள அட்டையை தரவிறக்கம் செய்யும் இணையதள பக்கம்

இத்தளத்தில் தங்களது குடும்ப அட்டையின் விவரங்கள் இல்லாதபட்சத்தில், இத்திட்டத்தில் புதியதாக பயனராக சேர்வதற்கு விண்ணப்பம் செய்யலாம்.

விண்ணப்பிக்கும் வழிமுறை பின்வருமாறு:

(Source : https://www.cmchistn.com/howToEnroltam.pdf)

கிராம நிர்வாக அதிகாரியிடம் குடும்பத்தின் வருமான சான்றிதழை பெற வேண்டும்

குடும்ப தலைவரோ அல்லது குடும்ப அங்கத்தினரோ ரேஷன் அட்டையின் அசல் மற்றும் நகல், வருமான சான்றிதழுடன் மாவட்ட கியோசிற்கு வரவேண்டும். பொதுவாக இது, மாவட்ட ஆட்சியர் அலுவலக வளாகத்திற்குள்ளேயே செயல்படும்.

மாவட்ட உதவி மைய செயல்பாட்டாளர் (கியோசின் ஆப்பரேட்டர்), மேற்கண்ட ஆவண்களை சரிபார்ப்பார்.

குடும்ப அங்கத்தினரின் (அடிப்படை விவரங்கள்) மற்றும் கைரேகை ஆகியவற்றை பதிவுசெய்து, திட்டத்தில் பயனாளராக சேர்த்துக்கொள்வார்.

குடும்ப அங்கத்தினரின் புகைப்படத்தை எடுத்தபின், E-Card அவருக்கு கொடுக்கப்படும்.

காப்பீடு திட்டத்தை பயன்படுத்தும் முறை:

தாங்கள் *CMCHISTN* காப்பீட்டு திட்டத்தில் பயனாளர் ஆக இருப்பின், இத்திட்டத்தில் *empanel* செய்யப்பட்டுள்ள எந்தவொரு மருத்துவமனையிலும் பணம் செலுத்தாமல்

சிகிச்சை பெறலாம்.

இத்திட்டத்தில் உள்ள மருத்துவமனைகளை https://www.cmchistn.com/hospitalList.php என்ற இணையதளப் பக்கத்தில் பார்க்கலாம்.

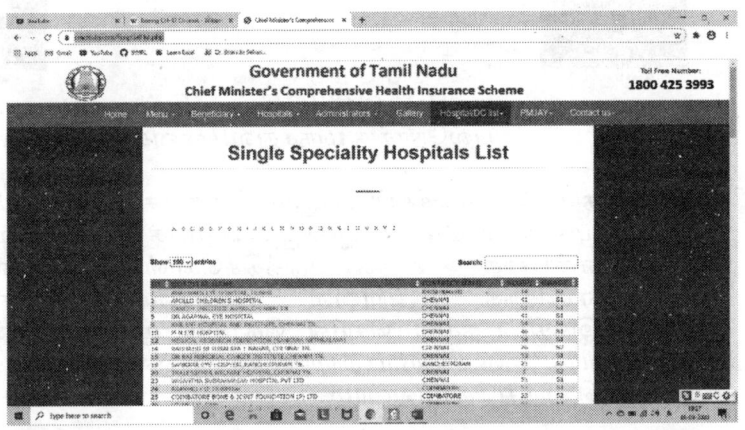

படம் 2 : CMCHIS திட்டத்தில் உள்ள மருத்துவமனைகளின் பட்டியல்

1. தாங்கள் பல்நோக்கு மருத்துவமனையில் *(Multi-Speciality)* சேர்ந்து சிகிச்சை பெற விரும்பினால், எந்தெந்த மருத்துவமனைகளில் CMCHIS சலுகையை பெற்றுக்கொள்ளலாம் என்பதனை அறிய https://www.cmchistn.com/hospitalList_multi.php என்ற இணையதளப் பக்கத்தை பார்க்கவும்.

இந்தியாவில் நோயாளிகளின் உரிமைகள்

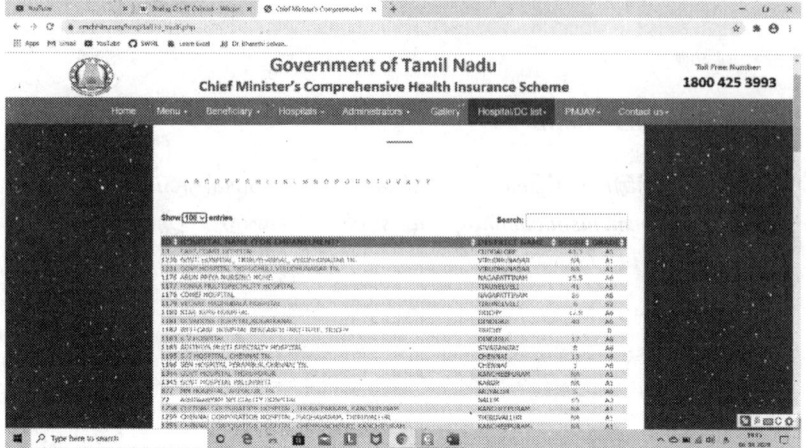

படம் 3 : CMCHIS திட்டத்தில் உள்ள பல்நோக்கு மருத்துவமனைகளின் பட்டியல்

2. தாங்கள் எடுக்கப்போகும் சிகிச்சை முறை சிகிச்சை முறையை CMCHIS இல் இலவசமாக செய்ய முடியுமா? என்பதை உறுதிப்படுத்திக்கொள்ள வேண்டும். எந்தெந்த அறுவை சிகிச்சை/செயல்முறைகள் இத்திட்டத்தில் செய்து கொள்ள முடியும் என்பதை https://www.cmchistn.com/prate.php இணையதள பக்கத்தில் தெரிந்துகொள்ளலாம்.

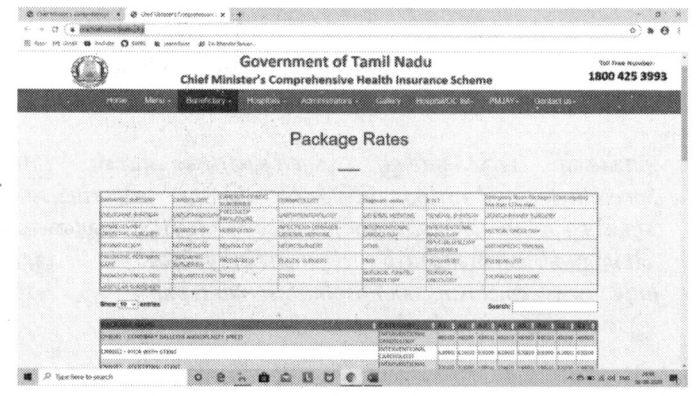

படம் 4 : CMCHIS திட்டத்தில் உள்ள செய்யக்கூடிய அறுவை சிகிச்சை/செயல்முறைகளின் பட்டியல்

3. உதாரணமாக, CMCHIS திட்டத்தில் குழந்தைகளுக்கான கண்புரை அறுவை சிகிச்சை (Cataract Surgery) செய்ய முடியுமா என்பதை https://www.cmchistn.com/prate.php இணையதள பக்கத்தில் தேடினால், அந்த அறுவை சிகிச்சை இப்பட்டியலில் இருக்கிறது. எனவே, குழந்தைகளுக்கான கண்புரை அறுவை சிகிச்சையை இத்திட்டத்தின் பயனாளர்கள் கட்டணமில்லாமல் செய்துகொள்ள முடியும்.

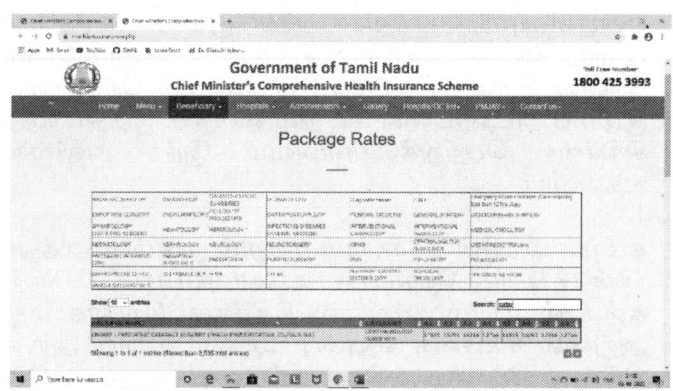

படம் 5 : குழந்தைகளுக்கான கண்புரை அறுவை சிகிச்சை மற்றும் அதன் கட்டண விவரங்கள்

4. மேற்கண்ட படத்தில் (படம் 5) A1, A2, A3, A4, A5,A6, S1,S2 என்று குறுப்பிட்டு வெவ்வேறு தொகை குறிப்பிடப்பட்டிருப்பதை காணலாம்.

5. A1, A2, A3, A4, A5,A6, S1,S2 என்பவை CMCHIS திட்டத்தில் உள்ள மருத்துவமனைகளின் (Grades) வகை பட்டியல் ஆகும். A1 தரமுள்ள பல்நோக்கு மருத்துவமனையில் குழந்தைகளுக்கான கண்புரை அறுவை சிகிச்சை செய்துகொள்ள ருபாய் 17,550வரை வழங்கப்படும். A3 தரமுள்ள பல்நோக்கு மருத்துவமனையில் குழந்தைகளுக்கான கண்புரை அறுவை சிகிச்சை செய்துகொள்ள ருபாய் 14,216 வரை மட்டுமே வழங்கப்படும். எனவே, தாங்கள் சிகிச்சை எடுக்கப்போகும் மருத்துவமனையின் grade என்ன என்பதையும் https://www.cmchistn.com/hospitalList.php

அல்லது *https://www.cmchistn.com/hospitalList_multi.php* இல் பார்த்து தெரிந்து வைத்துக்கொள்வது நல்லது.

6. CMCHIS திட்டத்தில் இணைந்துள்ள ஒவ்வொரு மருத்துவமனையிலும், ஒரு சிறப்பு அலுவலர் நியமிக்கப்பட்டுள்ளார். இவரை அணுகினாலே, இத்திட்டத்தின் பலன்களை எப்படி பெற்றுக்கொள்வது என்பதையும், அதற்கு தேவையான ஆவணங்கள் என்ன என்பதையும் தெளிவாக விளக்குவார். அதேபோல், அவசர சிகிச்சை/ அறுவை சிகிச்சை ஏதேனும் செய்யும் தேவை இருப்பின், *E-Card* இல்லாமல் நோயாளியின் குடும்ப அட்டை யை மட்டும் வைத்து, இத்திட்டத்தில் சிகிச்சை பெற்றுக்கொள்ளவும் இந்த அலுவலரே உதவுவார்.

7. தமிழக அரசின் சுகாதாரம் மற்றும் குடும்ப நலத்துறை யின் 19.11.2012 தேதியிட்ட உத்தரவுப்படி(*G.O. No 320)*, கல்லீரல் மாற்று அறுவை சிகிச்சை, சிறுநீரக மாற்று அறுவை சிகிச்சை, எலும்பு மஜ்ஜை மாற்று அறுவை சிகிச்சை போன்ற அதிகம் கட்டணம் ஆகும் சிகிச்சை முறைகளையும், ஏழை மக்களுக்கு இலவசமாக செய்துகொள்ள வழிவகை செய்கிறது.

பிரதம மந்திரி ஜன் ஆரோக்ய யோஜனா/ *Prime Minister Jan Arogya Yojana (PM-JAY)* எனும் திட்டத்தை மத்திய அரசு *2018* ம் ஆண்டு பிப்ரவரி மாத பட்ஜெட்டில் அறிவித்தது. இதன்படி, நாட்டில் உள்ள 50 கோடி மக்களுக்கு *Rs.5* லட்சம் மதிப்புள்ள காப்பீடு வழங்குவது இலக்காகும். இத்திட்டத்தின் மூலம் தமிழக மக்கள் பயன்பெற முடியுமா என்ற கேள்வியும் பரவலாக மக்கள் மனதில் உள்ளது. பிரதம மந்திரி ஜன் ஆரோக்ய யோஜனா திட்டம் அறிமுகப்படுத்துவதற்கு முன்னரே கிட்டத்தட்ட 43 கோடி பேருக்கு அரசாங்கத்தால் வழங்கப்பட்ட மருத்துவக்காப்பீடு உள்ளது என்று *IRDA* (இந்திய காப்பீட்டு ஒழுங்குமுறை ஆணையம்) எனது *RTI* மனுவிற்கு பதிலாக தெரிவித்துள்ளது. *(பார்க்க படம் 6 மற்றும் 7)*

இந்தியாவில் நோயாளிகளின் உரிமைகள்.

Annexure 1

Number of Policies issued under Health Insurance(excl PA & Travel) in FY 2016-17 (In actuals)

State/UT	No.of policies Issued
Andhra Pradesh	323840
Arunachal Pradesh	294
Assam	72657
Bihar	75490
Chhattisgarh	104593
Goa	33142
Gujarat	1843623
Haryana	490870
Himachal Pradesh	15799
Jammu & Kashmir	22741
Jharkhand	59517
Karnataka	790523
Kerala	753460
Madhya Pradesh	414678
Maharashtra	3101757
Manipur	1183
Meghalaya	1653
Mizoram	264
Nagaland	539
Orissa	124312
Punjab	277130
Rajasthan	309386
Sikkim	1043
Tamil Nadu	1025288
Telangana	366404
Tripura	2690
Uttar Pradesh	613888
Uttrakhand	73927
West Bengal	1097480
Andaman & Nicobar Is.	403
Chandigarh	42484
Dadra & Nagra Haveli	2249
Daman & Diu	3169
Delhi	1074961
Lakshadweep	51
Puducherry	15940
Total	13137428

This information is given in response to RTI application dated 6.11.2017 ref IRDA/R/2017/50536/CPIO-NL(H)/16-17 to IRDAI by Shri Mohamed Khader Meeran A S

படம் 6 : IRDA வழங்கிய RTI பதில்

இந்தியாவில் நோயாளிகளின் உரிமைகள்

Annexure 2

Number of Persons covered under Health Insurance(excl PA & Travel) in FY 2016-17 (No. of Persons in '000)

State/UT	No. of Persons Covered
Andhra Pradesh	2393
Arunachal Pradesh	611
Assam	4080
Bihar	18580
Chhattisgarh	39647
Goa	885
Gujarat	16990
Haryana	4287
Himachal Pradesh	1628
Jammu & Kashmir	111
Jharkhand	223
Karnataka	37051
Kerala	17689
Madhya Pradesh	1978
Maharashtra	109881
Manipur	221
Meghalaya	1304
Mizoram	740
Nagaland	12
Orissa	29286
Punjab	1092
Rajasthan	34203
Sikkim	7
Tamil Nadu	54815
Telangana	2438
Tripura	53
Uttar Pradesh	7426
Uttrakhand	303
West Bengal	33357
Andaman & Nicobar Is.	1
Chandigarh	8452
Dadra & Nagra Haveli	7
Daman & Diu	239
Delhi	7372
Lakshadweep	42
Puducherry	49
Total	**437455**

This information is given in response to RTI application dated 6.11.2017 ref IRDA/R/2017/50536/CPIO-NL(H)/16-17 to IRDAI by Shri Mohamed Khader Meeran A S

படம் 7 : IRDA வழங்கிய RTI பதில்

மத்திய அரசின் பிரதம மந்திரி ஜன் ஆரோக்ய யோஜனா (PMJAY) திட்டம் அறிமுகப்படுத்தப்பட்ட பின்பு, 2018 ம் ஆண்டு செப்டம்பர் 11 ம் நாள் தமிழக அரசு மத்திய அரசுடன் ஒரு புரிந்துர்ணர்வு ஒப்பந்தம் செய்துகொண்டது. அதன்படி, மத்திய அரசின் PM-JAY திட்டத்தில் தமிழகத்தை இணைத்துக்கொள்வதாகவும், மத்திய அரசு இத்திட்டத்திற்காக வழங்கும் நிதியுடன் தமிழக அரசின் கூடுதல் நிதியையும் சேர்த்து முதலமைச்சர் விரிவான மருத்துவக் காப்பீட்டு திட்டம் என்ற பெயரிலேயே செயல்படுத்துவது என்று முடிவு எடுக்கப்பட்டு, இத்திட்டம் செயல்படுத்தப்படுகிறது. எனவே, தமிழகத்தை பொறுத்தவரையில் PMJAY என்று தனியாக மத்திய அரசின் திட்டம் எதுவும் இல்லை.

தமிழக அரசு தற்போது வழங்கிவரும் CMCHIS மருத்துவக் காப்பீட்டு திட்டத்தில் 1027 சிகிச்சை முறைகளும், 154 தொடர் சிகிச்சை வழிமுறைகளுக்கும் (உதாரணம் : கிட்னி டயாலிசிஸ்), 38 நோயறிதல் கண்டுபிடிப்பு முறைகளுக்கும்(Diagnostic Investigations) வழிவகை செய்யப்பட்டுள்ளது. ஆகவே, அந்த சிகிச்சை முறைகள் குறித்த பட்டியலை தமிழ்ப்படுத்தி இங்கு கொடுக்க இயலவில்லை. இத்திட்டத்தில் உள்ள சிகிச்சை முறைகள் என்னென்ன என்பதை https://www.cmchistn.com/prate.php இணையதளத்தில் காணலாம். மேலும் தகவலுக்கு, CMCHISTN இன் உதவி மையத்தை 1800-425-3993 என்ற இலவச தொலைபேசி எண்ணில் அழைக்கலாம்.

All screenshots in this chapter are taken in Originally purchased version of Microsoft Windows 10, using Google Chrome (open source browser)

கொரோனா ஊரடங்கு காலத்தில் நோயாளிகளுக்கான உரிமைகள்

கொரோனா (கோவிட் 19) பெருந்தொற்று நமது பொது சுகாதார அமைப்பில் பெரும் அழுத்தத்தை ஏற்படுத்தி வருகிறது. இத்தொற்றுநோய்க்கு முன்னரே சமூகத்தின் சுகாதாரத் தேவைகளைப் பூர்த்தி செய்ய பல மாநிலத்தின் பொது சுகாதார அமைப்புகள் ஏற்கனவே போராடி வந்தன.

கொரோனா பரவ ஆரம்பித்தபின், அந்த நோயாளிகளை குணப்படுத்துவதை மட்டுமே முதற்கடமையாக கொண்டு பொதுசுகாதார அமைப்புகள் முடுக்கி விடப்பட்டுள்ளன. மக்களின் வழக்கமான சுகாதாரத் தேவைகளைப் பூர்த்தி செய்வதற்கான மாற்று சுகாதார ஏற்பாடுகளை வழங்காமல் பல மருத்துவமனைகள் பிரத்தியேக COVID19 மருத்துவமனைகளாக அறிவிக்கப்பட்டன.

COVID19 காரணமாக தொற்றுநோய்களான காசநோய், எச்.ஐ.வி. / எய்ட்ஸ், மறுபயன்பாட்டு மற்றும் குழந்தை நல

பராமரிப்பு சேவைகள் பாதிக்கப்பட்டுள்ளதாக தேசிய மனித உரிமைகள் ஆணையத்தால் நியமிக்கப்பட்ட ஒரு நிபுணர் குழு தெரிவித்துள்ளது.

இந்த சூழலில், நோயாளியின் உரிமைகளைப் பாதுகாப்பதை உறுதி செய்வதற்காக தேசிய மனித உரிமை ஆணையம் *(NHRC)* செப்டம்பர் *28,2020* அன்று ஒரு ஆலோசனை ஆவணத்தை வெளியிட்டது.

***NHRC* ஆல் வெளியிடப்பட்ட *COVID19* இன் 'கொரோனா காலத்தில் நோயாளிகளின் உரிமைகள்' ஆவணத்தின்படி, ஒவ்வொரு மாநில அரசும் கீழ்க்காணும் விஷயங்களை உறுதி செய்ய வேண்டும்.**

அரசின் பொது மருத்துவனைகளை அணுகும் *COVID19* பாதிக்கப்பட்ட நோயாளிகள், இலவசமாக சிகிச்சையைப் பெற வேண்டும். இது அரசின் பொது சுகாதாரத் துறையின் கீழ் இயங்கும் மருத்துவமனைகளால் செய்யப்படலாம் அல்லது இந்த நோக்கத்திற்காக எம்பனேல்*(Empanel)* செய்யப்பட்ட தனியார் மருத்துவனைகளால் செய்யப்படலாம்

அரசின் பொது சுகாதார மருத்துவனைகளை அணுகும் பிற நோயாளிகள் *(COVID19* தவிர மற்ற நோயால் பாதிக்கப்பட்டவர்கள்) அவர்களின் நோய்க்கு தகுந்த சிகிச்சையைப் பெற வேண்டும். அரசின் பொது சுகாதார மருத்துவனைகளில் , *COVID19* பரிசோதனையை இலவசமாக வழங்க வேண்டும். தனியார் ஆய்வகங்களில் சோதனைக்கு வசூலிக்கப்படும் கட்டணம் அதிகபட்சமாக இவ்வளவுதான் இருக்கவேண்டும் என்று நிர்ணயம் செய்யப்பட வேண்டும். நோயாளிகளிடமிருந்து மாதிரி எடுத்து *24* மணி நேரத்திற்குள் கோவிட் சோதனை அறிக்கை நோயாளிக்கு வழங்கப்பட வேண்டும்.

COVID19 நோயாளிகளுக்கும் *COVID19* அல்லாத நோயாளிகளுக்கும் ஆம்புலன்ஸ் சேவைகள் வழங்கப்பட வேண்டும்

அனைத்து நோயாளிகளுக்கும் அவரது உடல்நிலை, விசாரணைகள் (investigations), சிகிச்சை, சிக்கல்கள் (Complications) தொடர்பான தகவல்களை தினசரி தெரிந்துகொள்ள உரிமை உண்டு. கூடுதலாக, COVID19 க்காக வரையறுக்கப்பட்ட 'நோயாளி வழிகாட்டுதல் நெறிமுறை' நோயாளிகள் / பராமரிப்பாளர்களுக்கு புரிந்துகொள்ளக்கூடிய மொழியில் பகிரப்பட வேண்டும்.

நோயாளிகளுக்கு அவர் செலுத்திய கட்டணத்திற்கான ரசீது வழங்கப்பட வேண்டும். ரசீதில் மருந்துகளின் விலை, சிகிச்சை கட்டணம், PPE, பல்வேறு விசாரணைகள்(investigation charges), சிக்கல்களுக்கு சிகிச்சை (treatment for complications) போன்றவை இருக்க வேண்டும்

COVID19 டாஷ்போர்டுகள் / வலைத்தளங்கள் அரசாங்கத்தாலும் உள்ளாட்சி அமைப்புகளாலும் பராமரிக்கப்பட வேண்டும். டாஷ்போர்டில் COVID19 நோயாளிகளுக்கு தற்போது காலியாக இருக்கும் படுக்கைகள் / ஐ.சி.யூ படுக்கைகள் / வென்டிலேட்டர்கள் ஆகியவற்றின் எண்ணிக்கை மற்றும் கொரோனா நோயாளிகளுக்கு கிடைக்கக்கூடிய பல்வேறு உரிமைகள் தொடர்பான தகவல்கள் இருக்க வேண்டும்.

COVID19 பராமரிப்பு தொடர்பான தகவல்கள் (பிரத்யேக சுகாதார வசதிகள், COVID நோயாளிகளுக்கு ஒதுக்கப்பட்ட படுக்கைகள், மானிய விலையில் படுக்கைகள் கிடைப்பது, விசாரணை செலவு, மருத்துவமனை மற்றும் தனிமைப்படுத்தப்பட்ட மையத்தில் பல்வேறு மருத்துவ சேவைகளின் விரிவான விகிதங்கள் உட்பட) சுகாதார வசதிகளுக்கு வெளியே மற்றும் டிஜிட்டல் ஊடகங்கள் மூலம் காட்டப்படலாம்.

இறப்பு சான்றிதழ் உட்பட அனைத்து மருத்துவ பதிவுகளும் சரியான நேரத்தில் நோயாளி / பராமரிப்பாளரிடம் ஒப்படைக்கப்பட வேண்டும்.

COVID19 மற்றும் COVID19 அல்லாத நோய்களுக்கு

எந்தவொரு நோயாளிக்கும் அவசர மருத்துவ சிகிச்சை மறுக்கப்படக்கூடாது.

அனைத்து நோயாளிகளின் மனித கவுரவமும், தனியுரிமையும் எல்லா சூழ்நிலைகளிலும் பராமரிக்கப்பட வேண்டும். COVID19 நோயாளிகளை பாகுபாடுடனோ, தரக்குறைவாகவோ நடத்தக்கூடாது.

COVID19 நோயாளிகளை மருத்துவமனைகள் / தனிமைப்படுத்தல் கூடங்களுக்கு அழைத்துச் செல்லும்போது வன்முறையை பயன்படுத்துவதைத் தவிர்க்க வேண்டும். நோயாளிக்கு உடல் ரீதியாக எவ்வித துன்பத்தையும் ஏற்படுத்தாமல் கண்ணியத்துடன் அழைத்துச்செல்லப்பட வேண்டும்.

இறந்த நோயாளிகளின் உடல்கள் உரிய மரியாதையுடன், காலம் தாழ்த்தாமல் கூடிய விரைவில் அவரது குடும்பம் / பராமரிப்பாளரிடம் ஒப்படைக்கப்பட வேண்டும். அதே நேரத்தில் அனைத்து நோய்தொற்று கட்டுப்பாட்டு நெறிமுறைகளும் பின்பற்றப்படுவதை உறுதிசெய்ய வேண்டும்.

COVID19 நோயாளிகள் தொடர்பான தகவல்கள் தேவையான தடுப்பு மற்றும் கட்டுப்பாட்டு நடவடிக்கைகளுக்காக பொது சுகாதாரத் துறை அதிகாரிகளுடன் பகிரப்படலாம். ஆனால், இரகசியத்தன்மையை எப்போதும் பராமரிக்க வேண்டும்.

COVID19 இல்லை (COVID19 negative) என்ற சோதனை அறிக்கை இல்லாததை காரணம் காட்டி எந்த நோயாளிக்கும் பிற நோய்களுக்கான சிகிச்சை மறுக்கப்படக்கூடாது.

ஒருவேளை கொரோனா சோதனை அறிக்கை தேவைப்பட்டால், அதற்கான சோதனை மருத்துவமனையால் ஏற்பாடு செய்யப்படலாம்.

சாலையோரம் வாழும் /வீடற்ற நபர்களைச் கொரோனா சோதனை செய்வதற்காக தனி கொள்கை

உருவாக்கப்படலாம். அவர்களிடம் புகைப்பட அடையாள அட்டை (ஆதார் அட்டை உட்பட) இல்லை என்றால், சோதனைக்கு அடையாள அட்டை வேண்டும் என்று கட்டாயப்படுத்தக்கூடாது.

COVID19 நோயாளிகளுக்கு அத்தியாவசிய மருந்துகள் மற்றும் சிகிச்சை முறைகள் பொது சுகாதார மருத்துவனைகளில் கிடைக்க வேண்டும்.

அத்தியாவசிய சிகிச்சைகள்/மருந்துகள் பாதிக்கப்படக்கூடிய மற்றும் குறைந்த வருமானம் கொண்ட பிரிவுகளுக்கு முன்னுரிமையுடன் இலவசமாக வழங்கப்படலாம்.

தனியார் மருத்துவனைகளில் சிகிச்சை கட்டணங்கள் ஒழுங்குமுறைப்படுத்தப்பட வேண்டும்.

COVID க்கு பரிசோதிக்கப்படும் நோயாளிகளுக்கு, பயம், பயம், பதட்டம் போன்றவற்றைச் சமாளிக்க தகுதியான மனநல சுகாதார வல்லுநர்கள் மூலம் முன் மற்றும் பிந்தைய சோதனை ஆலோசனை வழங்கப்பட வேண்டும்

COVID19 பராமரிப்பு தொடர்பான குறைகளை நோயாளிகள் தெரிவிக்க மருத்துவனை அளவிலும், நகர அளவிலும், மாவட்ட அளவிலும், மாநில அளவிலும் பிரத்தியேக குறை தீர்க்கும் வசதிகள் நிறுவப்பட வேண்டும்.

நோயாளிகளின் உரிமைகளுக்கான மக்கள் இயக்கம்

பல்வேறு நகரங்களிலும் பல அமைப்புகளும் சுகாதார ஆர்வலர்களும் ஆர்ப்பாட்டங்கள், பொது கலந்துரையாடல்கள், பொது நல வழக்குகள் மூலம் நோயாளிகளின் முன்னேற்றத்திற்காகவும், உரிமைகளுக்காகவும் பாடுபடுகின்றனர்.

ஆனால், இன்னும் நோயாளி உரிமைகளுக்கான இயக்கம் இந்தியாவில் இன்னும் வேகத்தை எட்டவில்லை. இந்த புத்தகத்தைப் படித்த பிறகு, நோயாளியின் உரிமைகளைப் பாதுகாக்க, வரும் நாட்களில் மாநில அல்லது தேசிய அளவிலான சட்டங்களை அரசு இயற்றக்கூடும் என்று நீங்கள் எதிர்பார்க்கலாம்.

தனக்கு அநீதி இழைக்கப்பட்டபின், நிஷா பிரியா

பாட்டியா *(ராவிடம் பணியாற்றிய உளவுத்துறை அதிகாரி)* இத்தகைய சட்டங்களுக்காகக் காத்திருந்தால், மருத்துவப் பதிவைப் பெறுவதற்கான உரிமை இந்திய அரசியலமைப்பில் ஏற்கனவே வழங்கப்பட்ட அடிப்படை உரிமைகளின் அடிப்படையில் அமைந்துள்ளது என்பதை மத்திய தகவல் ஆணையம் மற்றும் உச்ச நீதிமன்றம் தெளிவுபடுத்தியிருக்காது.

சுமந்தா முகர்ஜியின் குடும்பத்தினர் ஒரு சட்டசபை சட்டத்திற்காக காத்திருந்தால், உச்ச நீதிமன்றம் 'அவசரகால சிகிச்சையைப் பெறுவதற்கான உரிமை' ஒரு அரசியலமைப்பு உரிமையாக அறிவித்திருக்காது.

நமது அரசியலமைப்பு ஒரு அடிப்படை உரிமையாக ஆரோக்கியத்தைப் உரிமையை (Right to Health) பற்றி பேசவில்லை. நமது அரசியலமைப்பில் விவரிக்கப்பட்டுள்ள வாழ்க்கைக்கான உரிமையின் (Right to life) இன் இன்றியமையாத பகுதியாக ஆரோக்கியத்தைப் உரிமை (Right to Health) உள்ளது என்பதை உச்ச நீதிமன்றம் தெளிவுபடுத்தியுள்ளது. ஆகவே, நமது உரிமைகள் மறுக்கப்படும்போதெல்லாம் அரசாங்க நிறுவனங்கள், நுகர்வோர் மன்றங்கள், நீதித்துறை ஆகியவற்றின் கதவுகளை தட்டுவது நம் ஒவ்வொருவரின் கடமையாகும்.

நோயாளிகளின் கடமைகள்

நோயாளிகளின் தன் உடல்நிலை சார்ந்த அனைத்து விஷயங்களையும் மறைக்காமல், மருத்துவர் கேட்கும் கேள்விகளுக்கு முடிந்தவரையில் உண்மைநிலையை கூற வேண்டும். இது நோயையும், நோய் உண்டாக்கும் காரணிகளையும் அறிந்து தகுந்த சிகிச்சை அளிக்க உதவும்.

நோயாளி தனக்காக மருத்துவக்காப்பீடு செய்திருந்தால், அதுதொடர்பான விஷயங்களை மருத்துவரிடமும்/ மருத்துவமனை நிர்வாகத்திடனும் தெரிவிக்க வேண்டும்.

நோயாளி மருத்துவ சோதனையின் போதும், இரத்தம்/ஊடுகதிர்/ஒளிப்படவியல் சோதனையின்போதும், மருத்துவ சிகிச்சையின் போதும் மருத்துவரின் ஆலோசனைப்படி அவருக்கு ஒத்துழைப்பு அளிக்க வேண்டும். சிகிச்சையில் மருத்துவரது ஆலோசனைகளை கேட்டு, தனக்கு எந்த சிகிச்சை சிறந்ததாகவும் குறைந்த

கட்டணத்திலும் கிடைக்கும் என்பதை கருத்தில் கொண்டு சிகிச்சை முறையை தேர்வு செய்யும் உரிமை பாதிக்கப்படக்கூடாது.

நோயாளி அவருக்கு வழங்கப்பட்டுள்ள அனைத்து அறிவுறுத்தல்களையும் (மருத்துவரை சந்திக்க ஒதுக்கப்பட்ட நேரம், இடம் உட்பட) பின்பற்ற வேண்டும்.

மருத்துவமனை ஊழியர்களுடனும், சக நோயாளிகளுடனும் ஒத்துழைக்க வேண்டும். சக நோயாளிகளுக்கு எந்தவிதத்திலும் தொந்தரவு தரக்கூடாது. மருத்துவமனை வளாகத்தை சுத்தமாக வைத்திருப்பதில் மருத்துவமனை நிர்வாகத்திற்கு உதவ வேண்டும்.

நோயாளிகள், சிகிச்சை அளிக்கும் மருத்துவர் மற்றும் மருத்துவப்பணியாளர்களின் நிபுணத்துவத்தை மதித்து கண்ணியத்தை காக்க வேண்டும். அவர்களை சக மனிதர்களாகவும் மதிக்கப்பட வேண்டும்.

மருத்துவ சேவையில் ஏதேனும் குறைபாடுகள் இருந்தால், அதற்காக வன்முறையில் ஈடுபடக்கூடாது. மருத்துவமனை சொத்துக்களை சேதப்படுத்தவும் கூடாது. சட்டப்பூர்வமான வழிகளில் அதை நிவர்த்தி செய்ய முயற்சிக்க வேண்டும்.

சிகிச்சைக்கு ஒத்துழைக்காமலோ அல்லது தனது விருப்பத்தின் பேரிலோ நோயாளி மருத்துவமனையிலிருந்து வெளியேறினால், அதனால் அவரது உடல் நலனில் ஏற்படக்கூடிய பாதிப்புகளுக்கு நோயாளியே பொறுப்பாவார்.

நோயாளிகளுக்கான சரிபார்ப்பு பட்டியல்

a. எப்பொழுதும் நோயாளியின் மருத்துவ *History records* ஐ தேதிவாரியாக பாதுகாத்து வைக்க வேண்டும்.

b. மருத்துவர் எழுதித்தந்த மருந்துசீட்டு, *Reference* சீட்டு, மருத்துவமனை/பரிசோதனைகூட இரசீதுகளை பாதுகாப்பாக வைக்க வேண்டும்.

c. தாங்கள் மருத்துவமனையில் கையொப்பமிடும் ஒப்புகை படிவம் *(Informed Consent Form)*, நீதிமன்றத்தில் ஒரு ஆவணமாகக் ஏற்றுக்கொள்ளப்படும்.

d. இரத்த தானம் செய்யும் தேவை ஏற்பட்டால் தாமதிக்காதீர்கள்.

e. சந்தேகம் இருப்பின், இரண்டாவது *Opinion* ற்காக மருத்துவரை அறிவுறுத்தலாம்

f. மருந்துகளை அங்கீகரிக்கப்பட்ட மருந்தகங்களிலிருந்து மட்டுமே வாங்கவும்.

g. மருந்தின் *Expiry* காலாவதி தேதியை கவனித்து வாங்கவும்.

h. அரசு மருத்துவமனைகளில் சிகிச்சை இலவசமாகவோ/ குறைந்த கட்டணத்திலோ அளிக்கப்படுவதால், அங்கு சிகிச்சைக்காக வருபவர்களின் கூட்டம் அதிகமாக இருக்கும். அங்குள்ள மருத்துவர்களும், கைதேர்ந்த மருத்துவர்களே. ஆனால், தனியார் மருத்துவமனைகள் அவர்கள் வாங்கும் கட்டணத்திற்கு ஏற்ப உள்கட்டமைப்பு மற்றும் பிற வசதிகளை ஏற்படுத்தித்தருகின்றன. எனவே, நம்பிக்கையுடன் தான் சிகிச்சைக்காக செல்ல வேண்டிய இடத்தை தீர்மானிக்க வேண்டும்.

i. கீழ்க்கண்ட மருத்துவ அறிக்கைகள்/நகல்களை பாதுகாத்து வைத்துக்கொள்வது நல்லது. *(Wherever applicable)*

உள்நோயாளியாக அனுமதிக்கும் மருத்துவரின் அவதானிப்பு *(Observation)* மற்றும் குறிப்புகள் *(Remarks)*, *Referral Notes*, நோயாளியின் ஒப்புகை படிவம், அறுவை சிகிச்சைக்கான கருத்து/அறிவுரை *(Operation opinion)*, மயக்க மருந்து நிபுணரின் கருத்து/அறிவுரை *(Anaesthetist Opinion)*, விபத்து மற்றும் அவசர சிகிச்சை பதிவுகள், *ICU Records*, இரத்தம், *X-Ray, ECG*, அல்ட்ரா சவுண்ட் ஸ்கேன் மற்றும் பிற அறிக்கைகள், உடல்வெப்பநிலை

பதிவுகள், *Pulse* & இதயத்துடிப்பு பதிவுகள், நோயாளிக்கு இரத்தம் அளிக்கப்பட்டதற்கான பதிவுகள், தலையில் அடிபட்டிருந்தால், அதற்கான பதிவுகள் மற்றும் காயங்கள் தொடர்பான மருத்துவ அறிக்கை தேதி வாரியாக உள்நோயாளியின் மருத்துவ சிகிச்சை சீட்டுகள்

j. உயிரிழப்பு ஏற்படுமாயின், பிரேத பரிசோதனை செய்யுமாறு வேண்டலாம். ஒருவேளை, மருத்துவ கவனக்குறைவால் *(Medical negligence)* உயிரிழப்பு ஏற்பட்டிருப்பின் அதை நிரூபிக்கவும்; இறப்பிற்கான காரணம் என்னவென்று அறியவும் பிரேதபரிசோதனை அறிக்கை உதவும்.

சிறைவாசிகளின் ஆரோக்கிய உரிமைகள்

- சிறை மருத்துவ அலுவலர் சிறை வளாகத்தின் *sanitation* ஐ பாதுகாக்கும் பொறுப்பை கொண்டவர்.

- சிறைவாசி நடத்தப்படும் முறை, அவரது உடல் நலனையோ மன நலனையோ பாதிக்கக்கூடும் என்று சிறை மருத்துவ அலுவலர் அவதானித்தால் அதனை பற்றி சிறை கண்காணிப்பாளர் அவர்களுக்கு எழுத்துப்பூர்வமாக சிறை மருத்துவ அலுவலர் தெரியப்படுத்த வேண்டும்.

- எந்த சிறைவாசியாவது உடலளவிலோ, மனதளவிலோ பாதிப்பு ஏற்பட்டிருப்பதை/ஏற்படுவதை கருத்தில் கொண்டு மருத்துவ உதவியை பெற விரும்பினால் (அல்லது) அவருக்கு மருத்துவ உதவி தேவை என்று மற்ற சிறைவாசிகளால்

தெரியப்படுத்தப்பட்டுவிட்டால் சிறை கண்காணிப்பாளர் *(Jailor)* அதனை சிறை மருத்துவ அலுவலருக்கு தெரிவித்து, அந்த சிறைவாசிக்கு மருத்துவ உதவி கிடைப்பதை உறுதி செய்ய வேண்டும்.

- அனைத்து சிறையிலும் மருத்துவமனை (அல்லது) நோய்வாய்பட்ட சிறைவாசி தங்குவதற்கான இடம் அளிக்கப்பட வேண்டும்

- நோய்வாய்பட்ட சிறைவாசிக்கு அளிக்கப்படும் மருந்துகள் மற்றும் பரிந்துரைக்கப்பட்ட உணவு முறை (உட்பட) பிற குறிப்புகள் அந்த சிறைவாசியின் *history-ticket*-இல் தினந்தோறும் எழுதப்பட வேண்டும்.

- சிறையில் தேவைப்படும் மருத்துவ உபகரணங்கள், சிறைவாசிகளுக்கு தேவையான மருத்துகள் போன்றவற்றின் தேவைகளை கணக்கிட்டு கொள்முதலுக்கு பரிந்துரைப்பதும், இருப்பு தீராமல் பார்த்துக்கொள்வதும் சிறை மருத்துவ அலுவலரின் பொறுப்பாகும்.

- சிறைவாசி எவருக்கேனும் மேல் சிகிச்சைக்கு தேவை இருப்பின் (அல்லது) மறுவாழ்வு தேவை இருப்பின் *[under Indian Luncacy act 1912]* அதற்காக சிறை கண்காணிப்பாளர் *(superintendent)* மேற்சிகிச்சைக்காக சிறைக்கு வெளியில் உள்ள மருத்துவமனைக்கு அவரை அனுப்பி வைக்கலாம். அங்கு அவர் சிகிச்சை எடுத்துக்கொள்ளும் காலமும் அவர்

சிறைத்தண்டனையை கழித்ததாகவே எடுத்துக்கொள்ளப்படும்.

- மருத்துவமனையில் மருத்துவ *observation* க்காக *24* மணிநேரம் வரை ஒரு சிறைவாசி எவ்வித *register* இலும் கொண்டுவரப்படாமல் வைக்கப்படலாம். அவருக்கு ஏற்பட்டிருக்கும் நோயை கண்டரியபடாவிட்டாலும் *(Irrespective of diagnosis made or not)* அவரை மருத்துவ கண்காணிப்பில் வைத்து நோய் கண்டறிதல், சிகிச்சை உள்ளிட்டவற்றை செய்ய இயலும். *[705 of Tamil Nadu prison rules, 1983]*

- விதிவிலக்கான நோய் பாதிப்பட்ட நிலையில், அதற்கான மருந்து கையிருப்பு இல்லாதிருப்பின், அதை வெளியிலிருந்து கொள்முதல் செய்ய *(Local Purchase) [721 of Tamil Nadu prison rules, 1983]*

தடுப்பூசி செலுத்திய பின் ஏற்படும் பாதகமான எதிர்வினைகள்(*AEFI*)

தடுப்பூசியால் நோய் ஏற்படாத வண்ணம் தடுக்கக்கூடிய அனைத்து வியாதிகளில் இருந்தும் மக்களை காப்பதே நோய் தடைக்கப்பியலின் இலக்கு ஆகும். நவீன தடுப்பூசிகள் பாதுகாப்பானவை என்றாலும் சில குறிப்பிட்ட ஆபத்துகளும் *(RISK)* இருக்கவே செய்கின்றன. சில சமயங்களில் பாதகமான எதிர்வினைகள் *(ADVERSE DRUG REACTIONS)* ஏற்படக்கூடும்.

பல தருணங்களில் அத்தகைய எதிர்வினைகள் *(ADVERSE DRUG REACTIONS)* மிகச் சாதரணமானதாக இருக்கும். மிகவும் அரிதாக அத்தகைய எதிர்வினைகள் உயிருக்கு ஆபத்தைகூட ஏற்படுத்தக் கூடிய தன்மை கொண்டது. அத்தகைய எதிர்வினைகள், தடுப்பு மருந்தை சரிவர கையாளாமல் போவது; தடுப்பூசி செலுத்தும் முறையில் ஏற்படும் தவறுகள் போன்ற காரணங்களால் ஏற்படுகிறது.

தடுப்பு மருந்துகள் குறித்த தவறான புரிதலாலும், சமூக வலைதளங்களில் பரப்பப்படும் ஆதாரமற்ற வதந்திகளாலும் மக்களிடையே தடுப்பூசி குறித்த ஒரு அச்ச உணர்வு ஏற்பட்டிருப்பதை மறுக்க இயலாது. பல கட்ட சோதனைகளுக்கு *(PHASES OF CLINICAL TRIALS)*, பாதுகாப்பு சோதனை *(SAFETY TESTING)* ஆகியவற்றிற்கு பிறகே நமது நாட்டில் தடுப்பூசிகள் மக்கள் பயன்பாட்டிற்காக அங்கீகரிக்கப்படுகின்றன. தடுப்பு மருந்துகள் குறித்த தவறான புரிதலாலும், சமூக வலைதளங்களில் பரப்பப்படும் ஆதாரமற்ற வதந்திகளாலும் மக்களிடையே தடுப்பூசி குறித்த ஒரு அச்ச உணர்வு ஏற்பட்டிருப்பதை மறுக்க இயலாது.

நோய்த்தடுப்பு, தடுப்பூசியின் அவசியம், அவற்றின் பாதுகாப்பு தன்மை குறித்த விழிப்புணர்வை ஏற்படுத்த அரசு(கள்) பலவகைகளிலும் முயற்சித்து வருகிறது. விழிப்புணர்வை ஏற்படுத்த அரசு பெரும் முயற்சிகளை எடுத்து வருகிறது நோய்த்தடுப்பு முறையை வலுப்படுத்த மற்றும் நோய்த்தடுப்புக்கு பின் ஏற்படும் எதிர்வினைகள் ஆகியவற்றை கண்டறிந்து பதிவு செய்யவும், அதற்கான தடுப்பு மற்றும் சிகிச்சை முறைகளை கண்டறியவும், ஆராய்ச்சி செய்யவும் , அரசு கண்டறிதல் "ADVERSE EVENTS FOLLOWING IMMUNIZATION (AEFI) – **Surveillance and Response Operational Guidelines 2015**" என்ற செயல்பாட்டு வழிகாட்டுதலையும் அதற்கான ஒரு AEFI Committee யையும் இந்திய அரசு அறிவித்துள்ளது.

இந்த வழிகாட்டுதலின்படி, *"AEFI* என்பது நோய்த்தடுப்பு ஊசியைத் தொடர்ந்து ஏற்படும் விரும்பத்தகாத நிகழ்வு ஆகும். மேலும் செலுத்தப்பட்ட தடுப்பூசி தான் அதற்கான காரணியாக *(CAUSE)* இருக்கவேண்டும் என்ற அவசியமும் இல்லை. மேலும் இத்தகைய எதிர்வினையானது பாதகமான நிகழ்வாக இருக்கலாம், அல்லது திட்டமிடப்படாத அறிகுறி*(UNITENDED SIGN)*, அல்லது இரத்தப் பரிசோதனை உள்ளிட்ட ஆய்வக பரிசோதைனை எதிலாவது ஏற்பட்ட அசாதாரண அறிக்கை *(ABNORMAL*

REPORT) அல்லது ஒரு நோய் அல்லது அந்நோய்க்கான அறிகுறி *(SYMPTOM)* ஆக இருக்கலாம்

CIOMS & WHO (2012) வகைப்படுத்துதலின் படி AEFI என்பது,

- தடுப்பூசி தயாரிப்பு தொடர்பான எதிர்வினை (VACCINE PRODUCT RELATED REACTION)
- தடுப்பூசி தரக் குறைபாடு தொடர்பான எதிர்வினை (VACCINE QUALITY DEFECT -RELATED REACTION)
- நோய்த்தடுப்பு பிழை தொடர்பான எதிர்வினை (IMMUNIZATION ERROR - RELATED REACTION)
- நோய்த்தடுப்பு பதட்டம் தொடர்பான எதிர்வினை (IMMUNIZATION ANXIETY- RELATED REACTION)
- தற்செயலான நிகழ்வு (COINCIDENTAL EVENT)

ஆகியவற்றில் ஒன்றாக இருக்கலாம்.

தற்போது சேகரிக்கப்பட்டுள்ள தரவுகளின்படி 90 சதவீதம் *AEFI* ஆனது நோய்த்தடுப்பு பதட்டம் தொடர்பான எதிர்வினைகள் அல்லது தற்செயலான நிகழ்வாகவே உள்ளன.

பல சமயங்களில் தடுப்பூசி செலுத்தியபின்னர் ஏற்படும் இயற்கை மரணங்கள் கூட, *AEFI* காரணமாக ஏற்பட்ட மரணம் என்ற தவறான புரிதலோடு அணுகப்படுகின்றன. இத்தகைய சமயங்களில் மருத்துவத்துறையிடம் இருந்து அந்த மரணத்திற்கான காரணி(*CAUSE OF DEATH)* என்ன என்று மக்கள் கோரிக்கை வைக்கும் நிகழ்வுகளும் நடந்தவண்ணமே உள்ளது.

இத்தகைய அசாதாரண சூழலில் தடுப்பூசி செலுத்திய பின்னர் ஏற்பட்ட *AEFI* காரணமாக மரணம் நிகழ்ந்ததா என்பதை உறுதி செய்யவேண்டியது அவசியம். அவ்வாறு உறுதி செய்வதன் மூலம் அரசு இத்தகைய பாதிப்பு மீண்டும் தடுப்பூசி செலுத்துபவர்களுக்கு ஏற்படாத வண்ணம் நடவடிக்கைகள் எடுக்கவும், பாதிக்கப்பட்ட நபருக்கு அல்லது அவரின் குடும்பத்திற்கு இழப்பீடு பெற்றுத்தரவும் மிகவும்

முக்கியமானது. இவற்றை கருத்தில் கொண்டு *(AEFI) – Surveillanceand Response Operational Guidelines 2015* இல் ஒன்றிய அரசு பல பரிந்துரைகளை முன்வைக்கிறது.

இப்பரிந்துரைகளின்படி, இறப்பிற்கான காரணி(*Cause of death*) ஐ கண்டறியும் பொருட்டு நோய்கண்டறியும் உடற்கூறு ஆய்வு (*Pathological autopsy*)நடத்தப்பட வேண்டும். அந்த உடற்கூறு ஆய்வு வழக்கம்போல் தனி ஒரு மருத்துவரால் நடத்தப்படாமல் மருத்துவ நிபுணர்கள் அடங்கிய குழுவால் நடத்தப்பட வேண்டும்.

தடுப்பூசி செலுத்தியபின் இறப்பு ஏற்படுமாயின் அதைத் தொடர்ந்து,*

- குறிப்பிட்ட வாய்மொழி உடற்கூறு ஆய்வு (*Focussed Verbal autopsy*) நடத்தப்பட வேண்டும்
- முழுமையான உடற்கூறு ஆய்வானது முடிந்தவரையில் உடனடியாக (அதிகபட்சம் 72 மணி நேரத்திற்குள்) நடத்தப்பட வேண்டும். இதன்மூலம் இறந்தவரின் உடல் திசுக்கள் சேதம் அடைதல் உட்பட பிற காரணங்கால் ஏற்படக்கூடிய தவறான உடற்கூறு முடிவுகள் (*False misinterpretation of cause of death*) ஏற்படாமல் தடுக்கலாம்
- இறப்பு ஏற்பட்ட அடுத்த இரண்டு மணி நேரத்திற்குள் உடற்கூறு ஆய்வு தொடங்கப்பட வேண்டும்
- உயிரிழந்தவரின் உடலை நோய்கண்டறியும் உடற்கூறு ஆய்வு செய்ய அவரது குடும்பத்தினரின் ஒப்புதல் (*Informed consent*) பெறப்பட வேண்டும். (உடற்கூறு ஆய்வு குறிப்பிட்ட ஏதேனும் சட்டத்தினால் கட்டாயமாக்கப் பட்டிருந்தால் இது பொருந்தாது. அத்தகைய சூழலில் அரசின் *standard protocols* குறிந்து இறந்தவரின் குடும்பத்தினருக்கு விளக்கப்பட வேண்டும்.)
- ஒப்புகை படிவத்தில் (*Informed consent form*) முழு உடற்கூறு ஆய்வு, இரத்த பரிசோதனை,உள்ளுறுப்பு

பரிசோதனை உள்ளிட்ட அனைத்து கட்ட சோதனைகளுக்கும் குடும்பத்தினரிடமிருந்து ஒப்புதல் பெறப்பட்டிருக்க வேண்டும்

- உடற்கூறு ஆய்வு நடத்தும் மருத்துவ நிபுணர்கள் அடங்கிய குழுவில் தடயவியல் நிபுணர் *(Forensic Expert)*, அறுவை சிகிச்சை நிபுணர் *(Surgeon)*, நோயியல் நிபுணர் *(Pathologist)* ஆகியோர் இடம்பெற்றிருக்க வேண்டும்.
- முழு உடற்கூறு ஆய்வு செய்ய இயலாத சூழ்நிலைகளில், குறைந்தபட்சம் சோதனைசாலை *(Lab Investigations)* சோதனைகளையாவது செய்ய வேண்டும்.
- பிரேத பரிசோதனையின் போது எடுக்கப்பட வேண்டிய மாதிரிகள் (SAMPLES): திசுக்கள்/உறுப்புகள் (TISSUES/ORGANS) ஹிஸ்டோபோதாலஜிக்கல் பரிசோதனை; இரத்தம் மற்றும் உடல் திரவங்கள் நுண்ணுயிரியல், நோயெதிர்ப்பு மற்றும் வளர்சிதை மாற்றப் பணி*(PATHOLOGICAL & METABOLIC WORKUP)*, ரத்தக்கசிவு &, நச்சுயியல் *(TOXICOLOGY WORKUP)*பணி; திசுக்கள் மரபணு ஆய்வுகள்*(GENETIC WORKUP)*, எலக்ட்ரான் நுண்நோக்கி போன்ற சிறப்பு ஆய்வுகளுக்கான மாதிரிகள்

AEFI காரணமாக மரணம் ஏற்பட்டிருப்பதாக சந்தேகம் இருப்பின், மரணத்திற்கான காரணத்தை நிறுவுவது *(FINDING CASE OF DEATH)* அவசியம். நோயாளியின் குடும்பம் இழப்பீடு கோரவும் மேலும் சட்டப்பூர்வ நடவடிக்கை எடுக்கவும் இது முக்கியமாது.

***SOURCE: AEFI – SURVEILLANCE AND RESPONSE OPERATIONAL GUIDELINES* 2015**

AWAKEN INDIA என்ற அமைப்பு, கொரோனா நோய்த்தொற்று கால கட்டத்தில் இந்தியா முழுவதும் செய்தித்தாள்களில் தடுப்பூசியால் இறப்பு என்று வெளியான அனைத்து செய்திகளையும் ஒன்றாக தொகுத்து, குடியரசுத் தலைவர், சுகாதாரத்துறை செயலர் உள்ளிட்ட பலருக்கு கடிதம் அனுப்பியிருந்தது. அவர்கள் அனுப்பிய தொகுப்பை *HTTPS://DRIVE.GOOGLE.COM/FILE/D/ /UIKC /A6 KDZUX7H NLRFWAI /NJRT0D YP/VIEW* *தளத்தில் காணலாம்.*

இத்தொகுப்பில் உள்ள அனைத்து செய்திகளும் *AEFI* ஆல் நிகழ்ந்த மரணங்கள் என்று நிரூபிக்கப்படவில்லை. எனினும், இந்த அமைப்பு திரட்டிய செய்திகளின் தரவானது கொரோனா நோய்த்தொற்று கால கட்டத்தில் தடுப்பூசிகளின் பாதுகாப்பு மற்றும் நம்பகத்தன்மை குறித்து அரசு ஆராய உதவி செய்யும் பொருட்டு மேற்கொள்ளப்பட்ட முயற்சியே ஆகும்.

AWAKEN INDIA MOVEMENT **அனுப்பிய கடிதம் மற்றும் கொரோனா தடுப்பூசி தொடர்பான செய்திகள் அடங்கிய *511* பக்கங்கள் தொகுப்பை கீழுள்ள *QR CODE* ஐ *SCAN* செய்து தங்கள் அலைபேசியில் நேரடியாக தரவிறக்கம் செய்துகொள்ளலாம்.**

REFERENCES

The right to information

1. National Clinical Establishment Council. Clinical Establishment Act standards for Hospitals (Hospitals 1A & 1B). [Annexure 8] Available From: *http://clinicalestablishments.gov.in/WriteReadData/147.pdf*

2. Medical Council of India. Professional Conduct, etiquette & Ethics regulations (2002). Available From: *https://www.mciindia.org/CMS/wp-content/uploads/2017/10/Ethics-Regulations-2002.pdf*

3. National Accreditation Board of hospitals and Healthcare Providers. Patient's Charter. Available From: *https://nabh.co/Images/pdf/Patient_Charter-DMAI_NABH.pdf*

4. Consumer Protection Act (1986). Available from: *https://www.indiacode.nic.in/bitstream/123456789/1868/1/A1986-68.pdf*

5. Central Information Commission judgment dated 24/07/2014 (File No.CIC / AD / A / 2013/001681 SA) Ms Nisha Priya Bhatia Vs Institute of Human Behavior & Allied Sciences, GNCTD. Available from: *https://ciconline.nic.in/cic_decisions/CIC_AD_A_2013_001681-SA_M_136162.pdf*

Right to receive medical registration and medical reports

1.National Clinical Establishment Council. Clinical Establishment

Act standards for Hospitals (Hospitals 1A & 1B). [Annexure 8] Available
From: *http://clinicalestablishments.gov.in/WriteReadData/147.pdf*

2. Medical Council of India. Professional Conduct, etiquette & Ethics regulations (2002). Section 1.3.2; Available From: *https://www.mciindia.org/CMS/wp-content/uploads/2017/10/Ethics-Regulations-2002.pdf*

3. Central Information Commission. Nisha Priya Bhatia Vs Institute of HB&AS, GNCTD, 2014

4. Central Information Commission. Mrsanita Singh vs Gnctd on 16 March, 2016. (CIC / SA / A / 2015/001894). Accessed from: *https://indiankanoon.org/doc/138170762/*

5. Patients have the right to medical records from hospitals, [PTI] The Hindu Business Line. (Excerpt from a letter written by Union Law secretary PK Malhotra to Union health Secretary Lov Verma.) Accessed from: *https://www.thehindubusinessline.com/news/Patients-have-right-to-get-medical-records-from -hospitals / article20848688.ece*

6. **V P Shanta** v. **Cosmopolitan Hospitals (P) Ltd** 1997; 1 CPR 377 (Kerala SCDRC)

7. Consumer Protection Act (1986). Available from: *https://www.indiacode.nic.in/bitstream/123456789/1868/1/A1986-68.pdf*

The right to emergency treatment

    1.   Supreme Court of India. Parmanand Katara Vs Union of India (1989)

    2.   National Consumer Disputes Redressal Commission. Pravat Kumar Mukherjee Vs Ruby General Hospital & Others, Judgment of National Consumer Disputes Redressal Commission dated 25, April 2005 (original petition 90/2002)

    3.   Medical Council of India. Professional Conduct, etiquette & Ethics regulations (2002). Section 2.1 & 2.4; Available From: *https://www.mciindia.org/CMS/wp-content/uploads/2017/10/Ethics-Regulations-2002.pdf*

    4.   'Right to Life' .Article 21, Constitution of India

The patient's right to consent for examination and surgery

    1.   Medical Council of India. Professional Conduct, etiquette & Ethics regulations (2002). Section 7.16; Available From: *https://www.mciindia.org/CMS/wp-content/uploads/2017/10/Ethics-Regulations-2002.pdf*

    2.   National Clinical Establishment Council. Clinical Establishment Act standards for Hospitals (Hospitals 1A & 1B). [Annexure 8] Available From: *http://clinicalestablishments.gov.in/WriteReadData/147.pdf*

3. Consumer Protection Act (1986). Available from: *https://www.indiacode.nic.in/bitstream/123456789/1868/1/A1986-68.pdf*

4. Drugs and Cosmetics Act (1940)

5. Drugs and Cosmetics act rules on informed consent (2016)

Right to Protect confidentiality, dignity, privacy

1. Medical Council of India. Professional Conduct, etiquette & Ethics regulations (2002). Section 2.2, 7.14,7.17; Available From: *https://www.mciindia.org/CMS/wp-content/uploads/2017/10/Ethics-Regulations-2002.pdf*

2. National Clinical Establishment Council. Clinical Establishment Act standards for Hospitals (Hospitals 1A & 1B). [Annexure 8] Available From: *http://clinicalestablishments.gov.in/WriteReadData/147.pdf*

3. Dr. Tokugha Yepthomi Vs Apollo Hospitals enterprises Ltd. & Anr (Civil appeal no: 4641 of 1998 judgment dated 21 September 1998. Available from: *http://courtverdict.com/supreme-court-of-india/dr-tokugha-yepthomi-vs-apollo-hospital-enterprises-ltd -anr*

The right to second opinion

1. National Clinical Establishment Council. Clinical Establishment Act standards for Hospitals (Hospitals 1A &

1B). [Annexure 8] Available From: *http://clinicalestablishments.gov.in/WriteReadDat a/147.pdf*

2. Consumer Protection Act (1986). Available from: *https://www.indiacode.nic.in/bitstream/123456789/1868/1/A1986-68.pdf*

The right to transparency in fees

1. Medical Council of India. Professional Conduct, etiquette & Ethics regulations (2002). Section 1.8 [Payment of Professional Services]; Available From: *https://www.mciindia.org/CMS/wp-content/uploads/2017/10/Ethics-Regulations-2002.pdf*

2. Clinical Establishment Rules (2012) by National Clinical Establishment Council. Section 9 (i) & 9 (ii)

3. National Clinical Establishment Council. Clinical Establishment Act standards for Hospitals (Hospitals 1A & 1B). [Annexure 8] Available From: *http://clinicalestablishments.gov.in/WriteReadData/147.pdf*
4. Various Drug Price Control Orders
5. Consumer Protection Act (1986). Available from: *https://www.indiacode.nic.in/bitstream/123456789/1868/1/A1986-68.pdf*

6. Drug Price Control Order (section 3) of The essential commodities act (1955)

The right to treatment without discrimination

    1.   National Clinical Establishment Council. Clinical Establishment Act standards for Hospitals (Hospitals 1A & 1B). [Annexure 8] Available From: *http://clinicalestablishments.gov.in/WriteReadData/147.pdf*

    2.   The Human Immunodeficiency virus and acquired immune deficiency syndrome (prevention and control) Act, 2017 (Section 3)

    3.   Medical Council of India. Professional Conduct, etiquette & Ethics regulations (2002). Section 2.11 [Obligations to the sick]; Available From: *https://www.mciindia.org/CMS/wp-content/uploads/2017/10/Ethics-Regulations-2002.pdf*

The right to safe and quality treatment

    1.   Clinical Establishment Rules (2012) by National Clinical Establishment Council.

    2.   Consumer Protection Act (1986). Available from: *https://www.indiacode.nic.in/bitstream/123456789/1868/1/A1986-68.pdf*
    3.   Ashish Kumar mazumdar Vs Aishi Ram Batra charitable Hospital Trust. AIR 2014 SC 2061: 2014 AIR SCW 2499: (2014), 5 SCALE 340. CIVIL APPEAL NO. 4010 of 2010, 4011-12 / 2010. Decided on 24/04/2014 . Available from: *https://indiankanoon.org/doc/159732881/*

The right to seek alternative treatment

1. National Clinical Establishment Council. Clinical Establishment Act standards for Hospitals (Hospitals 1A & 1B). [Annexure 8] Available From: *http://clinicalestablishments.gov.in/WriteReadData/147.pdf*

2. Consumer Protection Act (1986). Available from: *https://www.indiacode.nic.in/bitstream/123456789/1868/1/A1986-68.pdf*

The right to choose the place of purchase of the drug

1. **National Consumer Disputes Redressal Commission** . Revision Petition No 2448 of 2013. National Consumer Disputes Redressal Commission. (Meenu Jain & Premchand Jain Vs Fortis Health Management (North) LTD 2013.) decided on 22/07/2014
Available
from: *http://cms.nic.in/ncdrcusersWeb/GetJudgement.do?method=GetJudgement&caseidin=0%2F0%2FRP%2F2448%2F2013&dtofhearing=2014-07-22*

2. National List of Essential Medicines. NLEM available
from: *https://www.nhp.gov.in/NHPfiles/NLEM%2C%202015.pdf*

3. Various judgments from National consumer disputes redressal commission

4. Consumer Protection Act (1986). Available from: https://www.indiacode.nic.in/bitstream/123456789/1868/1/A1986-68.pdf

Right to referral and transfer

1. Medical Council of India. Professional Conduct, etiquette & Ethics regulations (2002). Section 3.6; Available From: https://www.mciindia.org/CMS/wp-content/uploads/2017/10/Ethics-Regulations-2002.pdf
2. World Health Organization - Referral Notes
3. Various IPHS documents

Right to protection during clinical trials

1. Swasthya Adhikar Manch and Ors v. Union of India (UOI) and Ors Swasthya Adhikar Manch and Ors v. Union of India (UOI) and Ors , supreme court of india. WP no: 33 and 79/2019. Available from: https://www.legitquest.com/case/swasthya-adhikar-manch-and-ors-v-union-of-india-uoi-and-ors/184c8a

2. DOWN TO EARTH. Clinical drug trials: health ministry affidavit shows little concern for victims, says petitioner . Available from: https://www.downtoearth.org.in/news/clinical-drug-trials-health-ministry-affidavit-shows-little-concern-for-victims-says-petitioner-46786

3. https://www.hastakshep.com/old/govt-accepts-no-records-of-475-clinical-trials-in-ongoing-case-of-illegal-drug-trials-in-sc/

4. Protocols and good clinical practice guidelines issued by Central Drugs Standard Control Organization (DGHS), Government of India.

5. Amended Drugs cosmetics act, 1940 & rules 1945. Especially schedule Y

6. National Ethical Guidelines for Biomedical and Health research Involving Human participants, Indian Council of Medical Research, New Delhi (2017)

7. World medical assembly, Declaration of Helinski: Ethical principles for Medical Research involving Human subjects. available from: *https://www.wma.net/policies-post/wma-declaration-of-helsinki-ethical-principles-for-medical-research-involving-human-subjects/*

The rights of the patient participating in clinical trials

1. National Ethical Guidelines for Biomedical and Health research Involving Human participants, Indian Council of Medical Research, New Delhi (2017)

2. World medical assembly, Declaration of Helinski: Ethical principles for Medical Research involving Human subjects. available from: *https://www.wma.net/policies-post/wma-declaration-of-helsinki-ethical-principles-for-medical-research-involving-human-subjects/*

3.   Drugs and Cosmetics act rules (2016) on clinical Trials.

Right to discharge from the hospital at patient's discretion

1.   Sequeira, Rosy. 'Detaining patients over unpaid bills "inhuman", Bombay High court says'. TOI, 1 July 2014 . Available from: *https://timesofindia.indiatimes.com/india/Detaining-patients-over-unpaid-bills-is-inhuman-Bombay-high-court-says/articleshow/36453783.cms*

2.   Madhani, Apurva. 'Bombay High Court laments over commercialization of health services; Slams City-Hospital for detaining patient over disputed bills. ' Livelaw.in, 13 July 2014 . Available from: *https://www.livelaw.in/bombay-high-court-slams-city-hospital-detaining-patient-disputed-bills/?infinitescroll=1*

3.   Devesh singh chauhan v. State, 2017 SCC OnLine Del 8130, order dated 26-4-2017 .

4.   SCC ONLINE. Hospitals cannot hold patients hostage to extract money for unpaid bills . Available from: *https://www.scconline.com/blog/post/2017/04/27/hospitals-cannot-hold-patients-hostage-to-extract-money-for-unpaid-bills/*

5.   Prohibition of wrongful confinement under sections 340-342. Indian Penal Code
Indian Penal Code (1860). Available from :

https://www.indiacode.nic.in/bitstream/123456789/2263/1/A186045.pdf#search=indian%20penal%20code

6. Statements of Mumbai High court

7. Consumer Protection Act (1986). Available from: *https://www.indiacode.nic.in/bitstream/123456789/1868/1/A1986-68.pdf*

Rights for health education

> 1. National Clinical Establishment Council. Clinical Establishment Act standards for Hospitals (Hospitals 1A & 1B). Available From: *http://clinicalestablishments.gov.in/WriteReadData/147.pdf*
>
> 2. Consumer Protection Act (1986). Available from: *https://www.indiacode.nic.in/bitstream/123456789/1868/1/A1986-68.pdf*

Right to complaint and seek grievance redressal

> 1. National Clinical Establishment Council. Clinical Establishment Act standards for Hospitals (Hospitals 1A & 1B). Available From: *http://clinicalestablishments.gov.in/WriteReadData/147.pdf*
>
> 2. Consumer Protection Act (1986). Available from: *https://www.indiacode.nic.in/bitstream/123456789/1868/1/A1986-68.pdf*

3. NHRC Patient rights Charter
4. Epidemic diseases (1897) act ; Section 2B. Available from :

https://www.indiacode.nic.in/bitstream/123456789/ 15942/1/epidemic_diseases_act%2C1897.pdf

Rights of deceased patients

1. Supreme Court of India. Pt. Parmanand Katara Vs union of India (1995) (3) SCC 248
2. Constitution of India
3. Dr.KS Narayan Reddy. The synopsis of FORENSIC MEDICINE and Toxicology. 28th edition. Jaypee brothers medical publishers (P) Ltd, 2014.3 , P31 : Medical Law and Ethics. ISBN: 978-93-5152-556-1

Patients' Rights during COVID19 Pandemic

1. Patient's Rights Charter. Available From : *https://www.nabh.co/Images/pdf/Patient_Charter-DMAI_NABH.pdf*

2. Human rights advisory on right to health in view of second wave of COVID19 Pandemic (Advisory 2.0) Available from : *https://nhrc.nic.in/reportsrecommendations/human-rights-advisoty-right-mental-health-view-second-wave-covld-19-pandemic*

Duties of patients

1. NHRC Letter (see Annexure III)

Adverse Events Following Immunization

1. ***AEFI – Surveillance and Response Operational Guidelines 2015(*** Annexure 17 : Conducting autopsies in cases of AEFI Deaths) Available from : https://nhm.gov.in/New_Updates_2018/NHM_Components/Immunization/Guildelines_for_immunization/AEFI_Surveillance_and_Response_Operational_Guidelines_2015.pdf

இந்தியாவில் நோயாளிகளின் உரிமைகள்

இணைப்புகள் / ANNEXURES

இணைப்பு I : INFORMED CONSENT FORMAT FOR PROCEDURES

(As per Supreme Court Guidelines issued in **Samira Kohli** Vs **Dr. Prabha Manchanda & Anr** on 16th January 2008 in **Case No (civil appeal 1949 of 2004)**)

Name of the hospital:

CONSENT FORM for the **Procedure**:

Hospital Registration No: ……………………………………….

Name of the Patient : ……………………………………………………………..

Age : ………

Consent given by : Self/ Others. If other than patient, then – name of the person with relation & address.

Name : ……………………………………………………………….

Relation: ………………………………………………………….

Address : ………………………………………………………….

Is the person giving consent has the capacity and competence to give consent? YES/ NO

I have been provided the 'following information' by the member of care-giving team:

இந்தியாவில் நோயாளிகளின் உரிமைகள்

1. Diagnosis with nature of the disease:..
....
....

2. Consent for:
....
....
....
....
....

3. The nature of the procedure, its purpose, benefits, and effect for which consent has to be obtained:

....
....
....
....

4. Alternatives, if any, available:..
....
....
....
....

5. An outline of the substantial risks: ....
....
....

6. It has been explained to me that risk of the operation /

procedure in my case is high/low (...%) because of the following factors:

    a...
....

    b...
....

    c...
....

7. Adverse consequences of refusing treatment:
....
....
....

8. The nature of anesthesia viz...(General / spinal / local /other), the possible variation in it, if that may be necessitated at the time of operation / procedure, and risk involved has been explained to me, and I consent for the same.

9. Name of the doctor who will perform the procedure/ operation: ....

10. Name of the doctor who will give anesthesia (if applicable): ....
....
……….. It has been explained to me that during the operation / treatment / procedure, unforeseen condition may encounter which may necessitate surgical or other procedure in addition

to or different from those contemplated. I therefore further authorized the above-named doctor and his designate to perform such additional surgical or other procedures as are deemed necessary by them.

Having understood all of above, I am ready to take the high risk involved and give my consent for conducting the mentioned procedure / operation upon me / my patient.

Space for undertaking of patient in her/his own handwriting (if possible):

....
....
....
....

Consent given by:	Consent taken by Dr:
Signature:	Signature:
....	....
Name:	Doctor's name:
....	....
Date / Time:	Designation:
	....
	Date/ Time :

அறிவிக்கப்பட்ட ஒப்புகை படிவத்திற்கான மாதிரி

செயல்முறை (**அறுவை சிகிச்சை/ என்டோஸ்கோபி etc**) க்கான அறிவிக்கப்பட்ட ஒப்புகை படிவம்

(இப்படிவம் Samira Kohli Vs Dr. Prabha Manchanda & Anr வழக்கில் உச்ச நீதிமன்றம் 2008 ஜனவரி 16ம் தேதி வழங்கிய தீர்ப்பின் civil appeal 1949 of 2004) வழிகாட்டுதல் நெறிமுறைகளை உள்ளடக்கியது)

மருத்துவமனையின் பெயர் :

ஒப்புகை பெறப்படும் செயல்முறைக்கான பெயர் : **கண்புரை அறுவை சிகிச்சை / சம்மத்தப்பட்ட அறுவை சிகிச்சையின் பெயர்**

மருத்துவமனையின் பதிவு எண்: ....

நோயாளியின் பெயர் : .... வயது : ....

ஒப்புகை கொடுத்தவர் :நோயாளி/ மற்றவர். நோயாளியை தவிர்த்து மற்றவர் ஒப்புகை கொடுத்திருந்தால், அவரது பெயர், நோயாளியுடன் அவருடைய உறவுமுறை, வீட்டு விலாசம்

பெயர் :
....

உறவுமுறை: ....

வீட்டு விலாசம் : ....

ஒப்புகை கொடுக்கும் நபர், ஒப்புகை வழங்க தகுதியானவரா? ஆம் / இல்லை

கீழ்க்காணும் விவரங்களை மருத்துவக்குழு எனக்கு அளித்தது.

நோயறிதல் (Diagnosis) மற்றும் நோயின் தன்மை:..
....

....
....

2.ஒப்புகை : **உதாரணம் (குடல் இறக்கம் அறுவை சிகிச்சைக்காக)**
....
....

....
....

3. அறுவை சிகிச்சையின் தன்மை , அதன் நோக்கம், பலன்கள் மற்றும் விளைவுகளுக்காக இந்த ஒப்புகை பெறப்படுகிறது:
....
....

....

4. மாற்று செயல்முறைகள் (இருந்தால்):..
....

....
....

செயல்முறை/அறுவை சிகிச்சையில் உள்ள கணிசமான ஆபத்துகள்:
....

....

பின்வரும் காரணங்களால் இந்த அறுவை சிகிச்சை/செயல்முறை யுடன் தொடர்புடைய ஆபத்துகள் அதிகம்/குறைவு (....%) என்று எனக்கு விளக்கப்பட்டது.

a..
(காரணம் 1)

b..
(காரணம் 2)

c..
(காரணம் 3)

சிகிச்சையை மறுப்பதன் காரணமாக ஏற்படக்கூடிய பாதகமான விளைவுகள்: ....
....
....

மயக்க மருந்தின் தன்மை (nature of anaesthesia) ... (General / spinal / local /other), அறுவை சிகிச்சை/

செயல்முறை செய்யும் நேரத்தில் ஏற்படும் தேவையை பொறுத்து மயக்க மருந்து செலுத்தும் முறையில் செய்யப்படக்கூடிய சிறிய மாற்றங்கள், அதிலுள்ள ஆபத்துகள் ஆகியவை எனக்கு விளக்கப்பட்டது. அதற்கு என்னுடைய ஒப்புகையை வழங்குகிறேன்.

இந்த அறுவை சிகிச்சையை/ செயல்முறையை செய்யும் மருத்துவரின் பெயர் : ....

இந்த அறுவை சிகிச்சை/ செயல்முறைக்காக மயக்க மருந்து அளிக்கும் மருத்துவரின் பெயர் (பொருந்தினால்/If applicable):
....

....

இந்த அறுவை சிகிச்சை/ செயல்முறை/ சிகிச்சையின்போது எதிர்பாராத சூழலில், அதன்காரணமாக மேற்சொல்லப்பட்ட அறுவை சிகிச்சை/ செயல்முறை/ சிகிச்சையுடன் கூடுதல் (அல்லது) வேறொரு செயல்முறையும் செய்யக்கூடிய நிலை ஏற்படலாம். அதனால், அத்தகைய சூழலில் கூடுதல் (அல்லது) வேறொரு செயல்முறையும் செய்வது அவசியம் என்று கருதினால் மேற்குறிப்பிட்டுள்ள பெயருள்ள மருத்துவர் (மற்றும்) அவரது மருத்துவக்குழுவை அங்கீகரித்து எனது ஒப்புகையை வழங்குகிறேன்.

மேற்குறிப்பிட்ட அனைத்தையும் புரிந்துகொண்டு, இத்த அறுவை சிகிச்சை/ செயல்முறையில் உள்ள அதிக ஆபத்தை எதிர்கொள்ள தயார் என அறிந்துகொண்டு மேற்குறிப்பிட்ட அறுவை சிகிச்சை/செயல்முறையை செய்ய (அஅல்லது) எனது நோயாளியின் மேல் செய்ய ஒப்புகை அளிக்கிறேன்.

நோயாளி தனது கைப்பட கொடுக்கும் உறுதிமொழி (undertaking of patient) க்கான இடம்..................................

....
....
....
....

ஒப்புகை கொடுக்கப்பட்டது :

கையொப்பம்:
....
....

பெயர் :
....
......
....

ஒப்புகை பெற்ற மருத்துவரின் :

கையொப்பம்: ....

மருத்துவரின் பெயர்:
....

இணைப்பு II : மருத்துவ அறிக்கைகளை பெறுவதற்கான மாதிரி விண்ணப்பம்

To

Medical Superintendent,

Name of the hospital (மருத்துவமனை பெயர்),

Address *(முகவரி)*

Sir/Madam,

Subject : Request to provide medical records under **Clause 1.3.2** of Medical Council of India (Professional conduct, etiquette & ethics) regulation 2002,

I request you to provide all medical record(s) of the patient (Patient Name (நோயாளியின் பெயர்) : _____) maintained by your hospital, during his stay as an inpatient (from: DD/MM/YYYY to: DD/MM/YYYY).

Patient details:

    a) Patient Name(நோயாளியின் பெயர்):

    b) Admission number/MRD No (நோயாளியின் மருத்துவமனை சேர்க்கை எண்):

    c) Date of admission:

d) Department/ward in which he was admitted:

e) Relation of the applicant with the patient

I request you to provide all medical records of the patient, as per clause 1.3.2 of Medical council of India (Professional conduct, etiquette & ethics) regulation 2002. I request you to provide written acknowledgement on receiving the application; and issue patient's medical records within 72 hours from receipt of this application.

Signature of the applicant
(விண்ணப்பிப்பவரின் கையொப்பம்)

Date:

Place :

Address of the applicant (விண்ணப்பிப்பவரின் முகவரி)

All hospitals (Government / Private / Trust), must provide patient's records within 72 hours on receipt of application, as per MCI ethic regulations clause 1.3.2.

இந்தியாவில் நோயாளிகளின் உரிமைகள்

இணைப்பு III : NHRC LETTER ON PATIENT DUTIES (நோயாளிகளின் கடமைகள்)

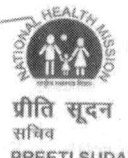

प्रीति सूदन
सचिव
PREETI SUDAN
Secretary

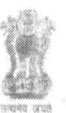

भारत सरकार
स्वास्थ्य एवं परिवार कल्याण विभाग
स्वास्थ्य एवं परिवार कल्याण मंत्रालय
Government of India
Department of Health and Family Welfare
Ministry of Health & Family Welfare
D.O.No. Z.28015/09/2018-MH-II/MS
Dated : 2nd June, 2019

Dear Chief Secretary,

The Central Government enacted the Clinical Establishment (Registration and Regulation) Act, 2010 to provide for a uniform framework to facilitate registration and regulation of the clinical establishments in all the States/Union Territories. The objective of this model legislation is to ensure that clinical establishments are run in accordance with the best industry practices so that mandate of Article 47 of the Constitution for improvement in public health can be achieved. So far, 11 States and 6 Union Territories have adopted this legislation. The Central Government has been persuading the remaining Sates to also adopt this legislation. It is felt that there has been reluctance and resistance on part of these remaining Sates in adoption of this legislation for various reasons including reluctance and stiff resistance by lobbies of clinical establishments to coming under regulatory framework of this Act.

2. The Government has been receiving a large number of complaints and references alleging malpractices by clinical establishments, particularly the large corporate establishments such as, billing of arbitrary and exorbitant charges, gross deficiency in services provided to the patients, not following standard treatment protocols, total lack of transparency in diagnosis and treatment, forcing the patients to avail diagnostic services and purchase of medicines, consumables and implants from some select vendors, etc.

3. Taking clue from such complaints and references, and also after consultation with some stakeholders, the National Human Rights Commission (NHRC) shared with this Ministry a Draft Charter of Patients' Rights for its implementation by all States/UTs in all clinical establishments, government as well as private. This Draft Charter was discussed in the 11th Meeting of National Council for Clinical Establishments, an apex statutory body consisting of representatives of all major stakeholders. The National Council has recommended a set of "Dos" and "Don'ts" for patients and clinical establishment, alike, so that the fundamental grievances and concerns of patients are addressed

Tele : (O) 011-23061863, Fax : 011-23061252, E-mail : secyhfw@nic.in
Room No. 156, A-Wing, Nirman Bhavan, New Delhi-110011

இந்தியாவில் நோயாளிகளின் உரிமைகள்

while ensuring smooth and cordial environment in the clinical establishments. I am enclosing a copy of the set of Dos and Don't recommended by the National Council.

4. I request you to kindly adopt this Chapter of Patients' Rights in your State/UT so that the basic and common grievances of patients and clinical establishments are addressed. I will appreciate a line of confirmation from you with regard to adoption of this Charter.

With warm regards,

Yours sincerely,

Encl : As above

(Preeti Sudan)

Chief Secretaries of all States/UTs

Copy to : Secretary General, NHRC, Manav Adhikar Bhawan, C-Block, GPO Complex, INA, New Delhi – 110 023.

Enclosure

Patients' Rights: A patient and his/her representative has the following rights with respect to the clinical establishment-

i. To adequate relevant information about the nature, cause of illness, proposed investigations and care, expected results of treatment, possible complications and expected costs;

ii. To information on the Rates charged for each type of service provided and facilities available. Clinical Establishment shall display the same at a conspicuous place in the local as well as in English language.

iii. To access a copy of the case papers, patient records, investigation reports and detailed bill (itemized).

iv. To informed consent prior to specific tests/treatment (e.g. surgery, chemotherapy etc.)

v. To seek second opinion from an appropriate clinician of patients' choice, with records and information being provided by the treating hospital.

vi. To confidentiality, human dignity and privacy during treatment.

vii. To have ensured presence of a female person, during physical examination of a female patient by a male practitioner.

viii. To non-discrimination about treatment and behaviour on the basis of HIV status

ix. To choose alternative treatment if options are available

x. Release of dead body of a patient cannot be denied for any reason by the hospitals.

xi. It was recommended that patient seeking transfer to another hospital/discharge from a hospital will have the responsibility to "settle the agreed upon payment".

xii. It may be specified in the charter that no discrimination in treatment based upon his or his illness or conditions, including HIV status or other health condition, religion ethnicity, gender (including transgender), age, sexual orientation, linguistic or geographical/social origins.

xiii. Informed consent of patient should be taken before digitization of medical records.

Patients' Responsibilities:

i. Provide all health related information
ii. Cooperate with Doctors during examination, treatment
iii. Follow all instructions
iv. Pay hospitals agreed fees on time
v. Respect dignity of doctors and other hospital staff
vi. Never resort to violence.

இணைப்பு IV : மருத்துவ கோப்பின் மாதிரி

FORMAT OF MEDICAL RECORDS

(Prescribed by MCI ethics Regulations : Appendix 3)

Name of the Patient :

Age :

Sex:

Address :

Occupation:

Date of 1st visit:

Clinical note (summary) of the case :

Provisional diagnosis:

Investigations advised with reports :

Diagnosis after investigations:

Advice:

Follow-up:

Date :

Observations :

Signature in full ....

Name of the treating physician

இணைப்பு V : தேசிய தடுப்பூசி அட்டவணை

Age at which the vaccine is given	Name of Vaccine	Site (Where the vaccine is given)	Protection from
At birth	BCG	Near left arm shoulder	Tuberculosis
	OPV-0 Dose	Mouth/oral	Polio
	Hepatitis B Vaccine	outer part of the left thigh	Hepatitis (Liver Infection)
6th Week	Pentavalent-1	The outer part of left thigh	Diphtheria, whooping cough, tetanus, hepatitis, cold
	OPV – 1st Dose	Mouth	Polio
	Rota	Mouth	Rotavirus diarrhoea
10th Week	Pentavalent-2	outer part of the left thigh	Diphtheria, whooping cough, tetanus,

			hepatitis, cold
	OPV – 2nd Dose	Mouth	Polio
	Rota	Mouth	Rotavirus diarrhoea
14th Week	Pentavalent-3	outer part of the left thigh	Diphtheria, whooping cough, tetanus, hepatitis, cold
14th Week	OPV – 3rd dose	mouth	Polio
	Rota	mouth	Rota Virus diarrhoea
	IPV	outer part of the right thigh	Polio
9th Month	Measles- 1st Dose	Upper part of the right hand	Measles
	Japanese Encephalitis – 1st dose	Upper part of the left arm	Japanese Encephalitis
	Vitamin A	Mouth/oral	Vitamin A

			Supplement
Vitamin - A should be given once every six months, up to the age of five.			
16-24 Months	DPT Booster 1	Outer part of the left thigh	Diphtheria, whooping cough, tetanus
	Measles – 2nd dose	Upper part of the right hand	Measles
	OPV Booster	Mouth/oral	Polio
	Japanese Encephalitis 2nd dose	Upper part of the left arm	Japanese encephalitis
5-6 Years	DPT Booster-2	Upper part of the left arm	Diphtheria, whooping cough, tetanus
10 Years	TT	Hand	Tetanus
16 Years	TT	Hand	Tetanus

* Medical terms are avoided in this table (Site column) for the understanding of Non-Medicos #Source: PARK's Preventive and Social Medicine, 24 the Edition

இணைப்பு VI : தகவல் பெறும் உரிமைச் சட்ட மாதிரி விண்ணப்பம்

அனுப்புநர்

பெயர்,

முகவரி

பெறுநர்

*பொது தகவல் அலுவலர் (*Public Information Officer*),*

சம்மந்தபட்ட அலுவலகத்தின்/ துறையின் முகவரி

ஐயா,

பொருள்: தகவல் பெறும் உரிமைச் சட்டம் 2005 இன் படி, கீழ்காணும் தகவல்களை வேண்டுதல்

1. *(வேண்டப்படும் முதல் தகவல்)*

2. *(வேண்டப்படும் இரண்டாவது தகவல்)*

3. *(வேண்டப்படும் மூன்றாவது தகவல்)*

மேற்கண்ட தகவல்களை பெறுவதற்கு கட்டணமாக ரூபாய் 10 ற்கான நீதிமன்ற கட்டண வில்லையை இம்மனுவில் ஒட்டியுள்ளேன். ஆவணங்களின் நகல்களை பெறுவதற்கு மேற்கொண்டு ஏதேனும் கட்டணம் செலுத்த தேவையிருப்பின், அக்கட்டண விவரங்களை எழுத்துப்பூர்வமாக தெரியப்படுத்தினால் அதை கட்டுவதற்கு நான் தயாராக உள்ளேன்.

கேட்கப்பட்டுள்ள தகவல்களில் ஏதேனும் தங்கள் அலுவலகம்/துறையில் இல்லாதிருப்பின், இவ்விண்ணப்பத்தினை பகுதியாகவோ அல்லது முழுமையாகவோ சம்மந்தப்பட்ட அலுவலகம்/ துறைக்கு *RTI Act 2005 , Section 6(3)* இன் படி மாற்றி அனுப்பவும். அவ்வாறு அனுப்பியதை எனக்கு எழுத்துப்பூர்வமாக தெரியப்படுத்துமாறும் கேட்டுக்கொள்கிறேன்.

நான் கேட்டுள்ள தகவல்களில் எவற்றையேனும் தங்களால் அளிக்கமுடியாது எனில், எதன் காரணமாக அத்தகவல்களை வழங்க முடியாது என்று தகவல் பெறும் உரிமை சட்டப்பிரிவு *8* இன் உட்பிரிவை மேற்கோள் காட்டி எழுத்துப்பூர்வமாக தெரிவிக்குமாறும் கேட்டுக்கொள்கிறேன்.

இம்மனுவிற்கான தங்களது பதிலில், முதல் மேல்முறையீட்டு அலுவலரின் பெர்யர், முகவரி உள்ளிட்ட தொடர்பு விவரங்களையும் குறிப்பிடவும்.

இப்படிக்கு,

(அனுப்புனரின் கையொப்பம்)

நாள் :

இடம் :

புகார் தெரிவிக்கவேண்டிய முகவரிகள்

மருந்துகள் குறித்த புகார்களுக்கு

1. தமிழ்நாடு மருந்து கட்டுப்பாட்டு அலுவலர்,
   மருந்து கட்டுப்பாட்டுத்துறை,
   262-263, அண்ணா சாலை,
   சென்னை - 600 006
   தொலைபேசி 044- 24321830
   இணைய தளம் :
   http://www.drugscontrol.tn.gov.in/Contacts.html
   மின்னஞ்சல் : tndcad@gmail.com

2. துணை மருந்து கட்டுப்பாட்டு அலுவலர்,
   எண் 359, அண்ணா சாலை,
   தேனாம்பேட்டை,
   சென்னை - 600 006
   தொலைபேசி : 044 - 2428734
   இணைய தளம் :
   http://www.drugscontrol.tn.gov.in/Contacts.html

மருத்துவர்களின் சேவைகளில் குறைபாடு இருப்பின்

தலைவர்,
தமிழ்நாடு மருத்துவக் கவுன்சில்,
எண் 914, பூந்தமல்லி ஹைரோடு,
அரும்பாக்கம்,
சென்னை - 600 020
தொலைபேசி எண் : 044 - 26265678
மின்னஞ்சல் :
contact@tamilnadumedicalcouncil.org

முதலமைச்சர் விரிவான மருத்துவ காப்பீடு திட்டம் குறித்த குறைபாடுகள் இருப்பின்

தமிழ்நாடு சுகாதார அமைப்புகள் திட்டம் - Tamil Nadu Health Systems Project (TNHSP)
,3வது தளம், DMS Annex புதிய கட்டிடம்,
259 அண்ணா சாலை,
தேனாம்பேட்டை,
சென்னை 600 006, தமிழ்நாடு
- தொலைபேசி : 91-44 -2434-5992
- மின்னஞ்சல்:
tnhealthinsurance@gmail.com

- கட்டணமில்லா தொலைபேசி :
  1800-425-3993
- மேலும் தகவல்களுக்கு :
  https://www.cmchistn.com/ ,
  https://pmjay.gov.in/tamil_nadu_profile
- மாவட்ட அளவிலான காப்பிட்டு திட்ட இணை ஒருங்கிணைப்பளர்களின் மின்னஞ்சல் மற்றும் அலைபேசி எண்கள்
  https://www.cmchistn.com/dc.php

இந்தியாவில் நோயாளிகளின் உரிமைகள்

This book is also available in English (with Pan-India level information)

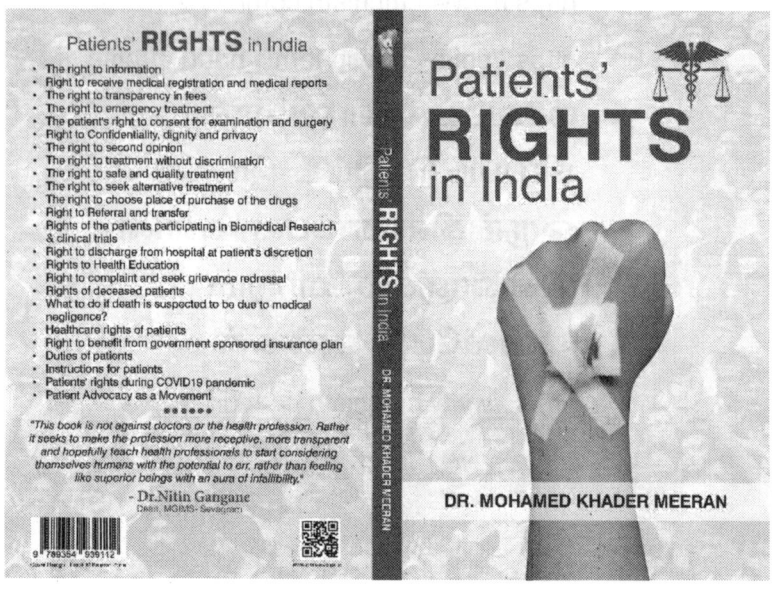

ISBN: 978-93-5493-911-2

Foreword: Dr. Nitin Gangane (Dean, MGIMS Sevagram) & Dr. Anant Bhan (Global Health & Policy researcher)

Introduction: Dr. Amar Jesani (Editor, Indian Journal of Medical Ethics)

Book is available in leading book stores, Amazon & Flipkart

Orders placed through http://civilianvoice.in will be shipped free of cost

NOTES

NOTES

NOTES

NOTES